JN002834

精神科医が教える、
「感情的な私」をうまく飼いならす方法

頭んなか「メンヘラなとき」があります。

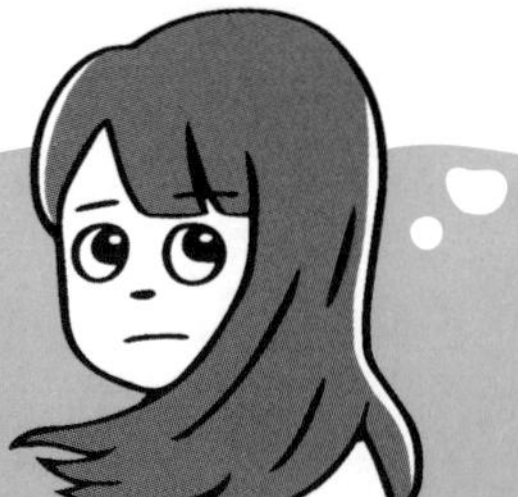

精神科医 いっちー

ダイヤモンド社

あなたはメンヘラではない。

ただちょっと、

「たまにメンヘラなときがある」

というだけ。

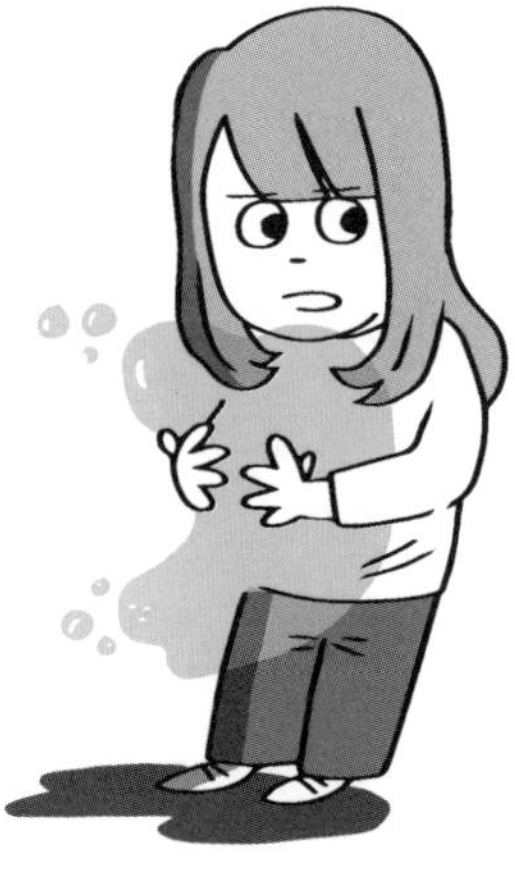

ちょっとしたキッカケで、

「**心が少し不安定になる**」

ということが、ありませんか？

頭ではわかっているけど、

自分で自分の感情を
コントロールできない。

そのような瞬間です。

そのとき、頭のなかでは
このようなループが
生み出されています。

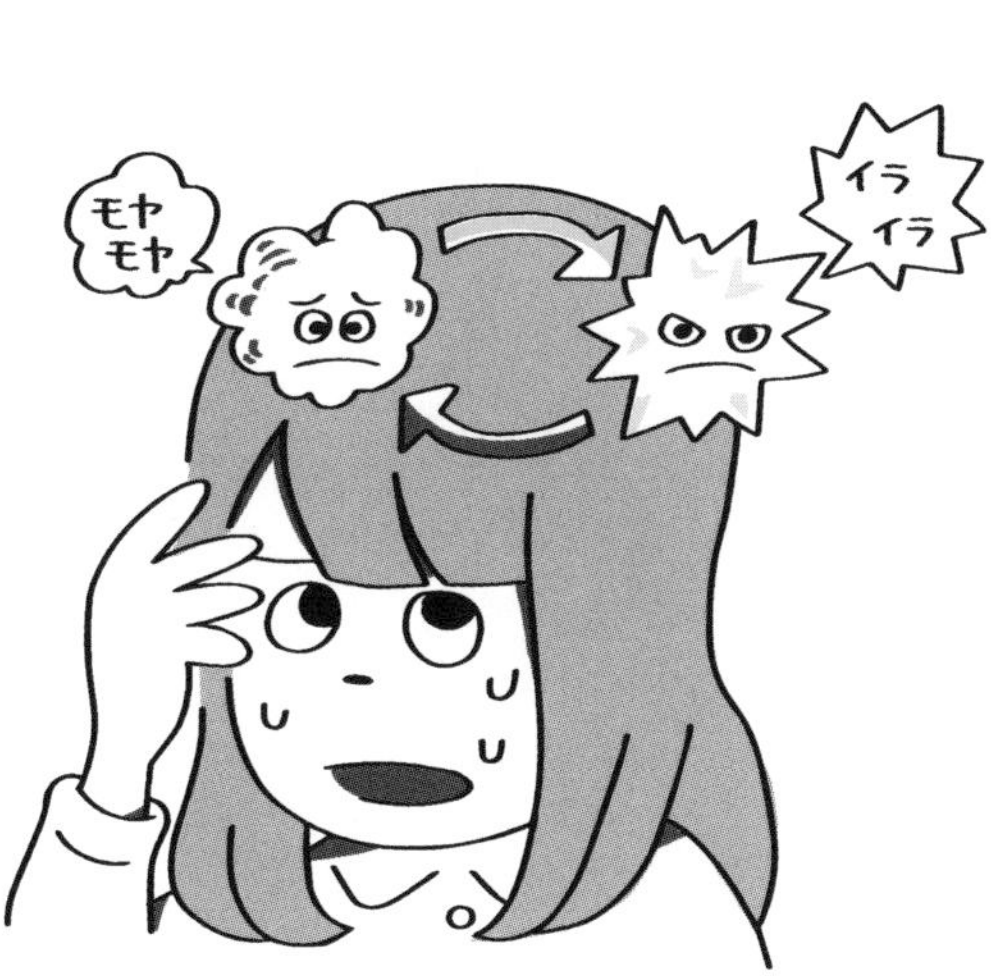

このループを断ち切るには、

「頭んなかがメンヘラになっている！」

という〝気づき〟をすることが必要です。

その〝気づき〟により、
「感情的な私」と
「理性的な私」を
分けることができます。

そして、**「理性的な私」**が
「感情的な私」へと
正しくアプローチする。

本書は、その方法を伝えます。

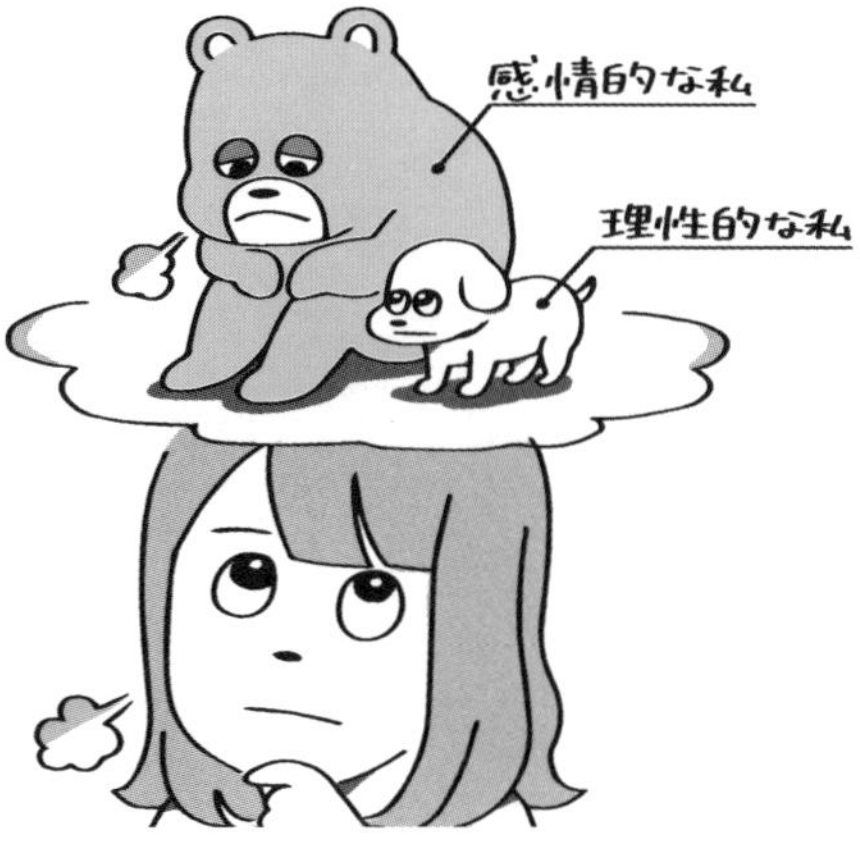

そのコツは「**〇〇〇〇**」**の体験**をすることです。

いったい、どうすればいいのでしょうか？

その体験をした、ある女性がいます。

最初に、彼女の告白を読んでいただこうと思います。

ある女性の告白

泣いてしまった――。

会社で、あんなに大勢の人の前で泣いてしまったのは初めてだったと思う。
自分でもなんで泣いてしまったのかわからないけど、涙が溢《あふ》れ出てしまって、自分でも止められなくなっていた。

「仕事は大丈夫？　自分が新人の頃を思い出すねぇ。応援してるよ」

そんな上司の声を思い出す。
我ながら本当に恵まれた職場に就職できたと思っている。

職場の上司や同僚はいい人たちが多い。

直属の上司になった人は、ちょっと家族自慢が多めだけど気にならない程度だし、新人の私にもよく話しかけてくれる。

お給料もいいので、働くことへの不満は一切ない。

だけど、自分が思ったよりも仕事ができなかったり、思うように仕事が進まなかったとき、

「最初はみんなできないけど、今のうちからしっかり覚えようね」

「私も入ったばかりの頃はできなかったから、わからないことはどんどん聞いていいよ」

なんて、優しい言葉をかけられると、急に涙が出てしまうようになった。

私に気を使ってくれているのはわかる。

でも、そんな気持ちを感じるたびに、「自分がいかにダメなやつか」を再認識させられている気がして、優しくしてくれているのに泣いてしまうのだ。


涙が勝手に溢れてしまうのには、どうすればいいんだろう？


最初の頃はトイレや人目につかないところでひっそり泣くようにしていた。

だけど、完成するまでにすごく時間がかかった書類を見てもらい、改善点を指摘された

（まったく怒ってないし教え方も親切だった）ときに、メモをしながら泣いてしまった。

それからは人前でも急に涙が溢れるようになって、ついに上司や同僚が数人いたオフィスでも泣いてしまった。

小さい頃から人前で泣かないようにしていたし、「涙は他人に見せないものだ」と人一倍思っていたから、泣いてしまったことがすごくショックだった。

「きっと上司に、『すぐに泣く新人だな』『面倒だし、情けないな』と思われてるに違いない……」

そう考えると、よけいに自分が許せない気持ちになってしまう。

泣くのを何度も抑えようとした。

でも、泣くのがクセになっているのか、すぐに鼻がツーンとなって、涙が止まらなくなってしまう。

「すみません」「ごめんなさい」

もう何度目かの謝罪の言葉、涙と一緒に勝手に出てくるイヤな言葉。

自分が自分でないようだ……。

こうやって周りに迷惑をかける私は、きっと〝メンヘラ〟だと思われているに違いない。

こんなふうになってしまってから、誰かに相談をしようとも思った。

一人暮らしだけど、家族ととても仲がいいし、恋人もいるから相談する相手にも恵まれているると思う。


だけど、相談しようとすると、「心配させてしまうのがイヤだな」という罪悪感や、「職場で泣くなんて非常識だと思われないかな」という羞恥心《しゅうちしん》が出てきてしまう。

いつも「大丈夫な自分」を取り繕《つくろ》ってしまってまともに相談できない。

本当はぜんぜん大丈夫じゃないのに……。


だから、自分なりになんとかする方法について調べようと思った。

『職場で　泣かない方法』

『心　強くするには』

そんな検索ワードでググるのが最近の日課になっている。

インスタを開くと、インフルエンサーたちはとてもキラキラしていた。


「きっと私なんかとはぜんぜん別の世界に住んでる人たちなんだろうな……」

そう思ってしまって、また落ち込む。

でも、彼女たちのようになるにはどうすればいいんだろう、とも思うわけで。私もこんなふうになれるかな、と淡《あわ》い期待も抱いたりした。

彼女たちの成功体験なんかも参考にするけど、だいたいみんな、

「私も最初はダメダメだったけど、何回も挑戦してうまくいきました！」

「失敗は成功につながる近道だと思って努力したんです」

なんて、失敗しても気持ちが折れないような人たちばかり。

「やっぱり自分とは違うんだなぁ……」

と、余計にイヤな気分になるだけだった。

そうやってネットで調べ続けていたら、「そんな兆候《ちょうこう》が続くと、うつ病になる」という記事も見つけた。

「甘えてばかりいる人はうつ病になりやすい」という投稿も見てしまって、なんだかとても怖くなった。

「やっぱり甘えているだけなんだろうか？」

ふつうの人は職場でこんなに泣くことはないと思う。

入社オリエンテーションに参加していた同期たちは、みんな私よりも成果を残していっている。

私はどうだろう……。

正直に言って、もう会社についていく自信がない。

家に帰ってからは、ユーチューブでずっと動画を見ているだけ。


「自己肯定感を高める方法」

「メンタルを強くする3つの習慣」……

いいことは言ってるんだけど、いつも見るだけで結局、何も変わらない。

そんなふうにネットをダラダラ見ていたら、ちょっと変なアカウントを見つけた。


『バーチャル精神科医 いっちー』

バーチャル精神科医？

そのアカウントは、

「うつ病と適応障害の違いは何か？」

「精神科で使われる薬には、どんなものがあるか？」

という情報発信をしていた。

ひょっとして、急に泣いてしまうのは心の病気のせいなのかもしれない……？

そんなことを考えて、ちょっと興味が出てきた。

専門っぽい内容も話していて、自分にはまったく縁のない世界だと思っていたから、そんな話はちょっと新鮮だった。

病気なのかどうか、一度話を聞いてほしいな。

でも、**精神科はなんだか怖いイメージがあるし、リアルで行くのはちょっと……。**

そんなことを考えていたら、この先生は、どうやら無料で「質問箱」というサービスをしているらしい。

質問をしたり悩みを相談すると、精神科医として無料で回答をくれるみたいだ。

「どんな悩み、相談でも質問してみてください」

そんなことが書かれている。

ほんとかな……。

それは甘えだ、とか、そんなことで悩むな、なんて厳しいことを言われないかな。

でも、他の人も気軽に質問をしていた。

「毒親と離れるにはどうすればいいですか？」

「みんなどうしてそんなに『生きよう！』と前向きになれるんですか？」

「先生が一番好きなポケモンは何ですか？」


重めの質問から、とりとめのないような質問まである。

だったら、私も回答してもらえるかもしれない。

そう思ったら、ちょっと質問してみたくなってきた。

〔質問〕

初めて質問させていただきます。

こんなことを聞いていいのか……。少し迷うのですが、どうしても自分ではわからないので、質問させてください。

最近、会社で急に泣いてしまうので困っています。

表現しにくいんですが、泣きたい、とかそんな気持ちがあるわけじゃないのに、急に泣いてしまうんです。

怒られたり、傷ついたりとかではなくて、むしろ人に優しくされたとき、涙が勝手に出て止まらなくなってしまうのです。

こんなことは初めてで、なんでこんなことになってしまったのか……。

私は、昔から「泣くことは恥ずかしい」と言われて育ってきました。

両親には感謝をしているんですが、まさか自分がそんな恥ずかしいことをするようになるとは思いませんでした。

きっと、職場の人にも「よく泣いて、面倒なヤツ」「メンヘラだ」と思われていると思うと、誰にも相談できません。

もしかしたら心の病気なのではと思って、病院を受診しようとも思ったのですが、怖くてまだ予約していません。

ですので、よろしければ先生の専門家としての知見をお聞かせいただけると嬉しいです。

私はどこかおかしいのでしょうか?

これは心の病気なのでしょうか?

よろしくお願いします。


質問してしまった。

文章が雑だったかもしれない。

読みにくくないかな？
読んでもらえなかったらどうしよう……。
そんなふうに思っていたら、すぐに回答が来た！

〔回答〕

こんにちは、初めまして！
大変つらい状況かと思います。
たしかに、さまざまな理由から、職場で泣いてしまうことってありますよね。

さて、「泣く」という言葉を使う場合の多くは、主に悲しいという気持ちによって涙が出てくるものだと考えられています。

けれど実際には、「泣く」という現象は、感情を覚える脳の部位と、涙を出す部位とが強く結びつくために起こっているのだということがわかっています。

感情を揺さぶられるような出来事があったときに、その出来事を生存のために忘れないよう、必死で脳が記憶しようとするために、「涙を流すことで記憶する」という一種の生理反応なんです。

たとえば、怖い目にあった子どもって、もう安心な場所に移っても、しばらくは泣いたままですよね。

そうやって、その子たちは泣くことで「危険だ、怖い」という感情を強く記憶しようとしているんですね。

このような現象は一種の生理反応なので、息をずっと止めていられないように、止めようとしてもうまくいきません。

ですが、「人間は強く記憶するために泣く生き物だ」ということを知っておいてもらうだけでも、少しは気が楽になるかもしれませんね。

新しい仕事についたばかりの頃は、多くの方が自分でも理由がわからずに泣いてしまいます。

ですが、そうやって泣きながら記憶していくことで、環境に慣れて記憶することも少なくなり、徐々に涙は流さなくなっていくでしょう。

回答を読んで、自分の中にカミナリが落ちたような感覚をおぼえた。

「『涙を流すことで記憶する』という一種の生理反応」

「人間は強く記憶するために泣く生き物だ」

そんな視点があったなんて、たぶん質問をしなければ一生気づかなかったと思う。
それくらいの衝撃だった。

「ハラ落ちした」

「腑《ふ》に落ちた」

という言葉をこれまでなんとなく使っていたけど、この瞬間のことを言うんだろう。

明日は、いつもより平気で会社に行ける気がする。

確証はないけれど、たぶん泣いてしまったとしても、今日より前向きに泣けると思う。

それからは、会社で泣くこともあったけど、「泣く」ってことに対する恥ずかしさにとらわれなくなったことで、逆に泣かない時間も増えた。

周りの人からの見られ方も変わった気がする。単に気のせいかもしれないけど、そう感じるようになれた。

こうやって、自分の感情を記憶していこうと思う。

はじめに――「感情的な私」をうまく飼いならす方法

みなさま、こんにちは。

精神科医のいっちーと申します。

私はこれまで、精神科医として多くの方々の診察をしてきました。

そして私にはもう1つの顔があります。

バーチャル精神科医としてオンライン上で、比較的、若い人たちの悩みを聞いていることです。

ネット上では、「悩んでいるけれど、病院に行くほどではない」という「病気未満」の方々の悩みがたくさん集まります。

本来なら、友達や家族、会社の同僚、地域社会の先輩などに相談して解決してきたような悩みばかりです。

しかし、今や、そういう社会はほとんど機能していません。

友達や家族を心配させたくない思いがあったり、プライベートに踏み込まないマナーが浸透したりして、身近に話せる人が少ないのを実感します。

そんなとき、「ネット上の気軽な悩み相談」は強い力を発揮します。

匿名で、顔出しの必要もなく、わりとぶっちゃけた話もしやすい。

とはいえ、ネットの情報は玉石混交《ぎょくせきこんこう》です。無責任な回答に振り回されることもあるでしょう。


そんな中で、私は、精神科医という肩書きに強みを持っています。

できるだけたくさんの方々の相談に乗りたい、助けになる知識を与えたい。

そういう思いで活動を続けてきました。


冒頭で、泣いてしまう女性のエピソードを紹介しました。

彼女が体験したのは、つい泣いてしまう「感情的な私」を、「記憶のために涙を流しているのだ」と、「理性的な私」が理解をする瞬間でした。


そのような瞬間を、「ハラ落ち」をする体験と呼びます。

そんな「ハラ落ち」をする体験を、あなた自身にも体感してもらいたい。


この本は、そのために書きました。

「メンヘラっぽいとき」は誰にでもある

誰だって一度は、

「自分の感情がわからない！」

となることがあります。

- 気づいたらネガティブなことばかり考えてしまう
- 自分に自信がないし、モチベーションも上がらない
- ちょっとしたモヤモヤを解消できなくて、夜も眠れない

そんなときです。

泣いたり、怯《おび》えたり、怒ったり、自分の気持ちが抑えられない。

頭の中では、

「そろそろ動かないとまずい……」

「不安ばかり感じていても良くない……」

なんてことはわかっているのに、いつも自分の感情に振り回されてしまう。

人間は、自分で考える以上に、「感情」と「理性」が一致しない生き物です。

たとえば、「もっとやせたほうが健康にいいですよ」と医者に言われて、すぐさまダイエットに取り掛かれる人はいません。

たいていの人は、「そんな簡単に言われても。できるならもうやってるよ！」と感じるでしょう。

こうした、

「頭では理解しているけれど、感情的にムリ」

という、「感情的な私」だけが頭のなかにいる状態が続いてしまうと、いつしかメンタルが病んでしまいます。

俗に言う「メンヘラ」とは、このような状態を指します。

「本当はわかっているけど、認めたくない」

「ムリだとわかっているけど、ずっと一緒にいてほしい」

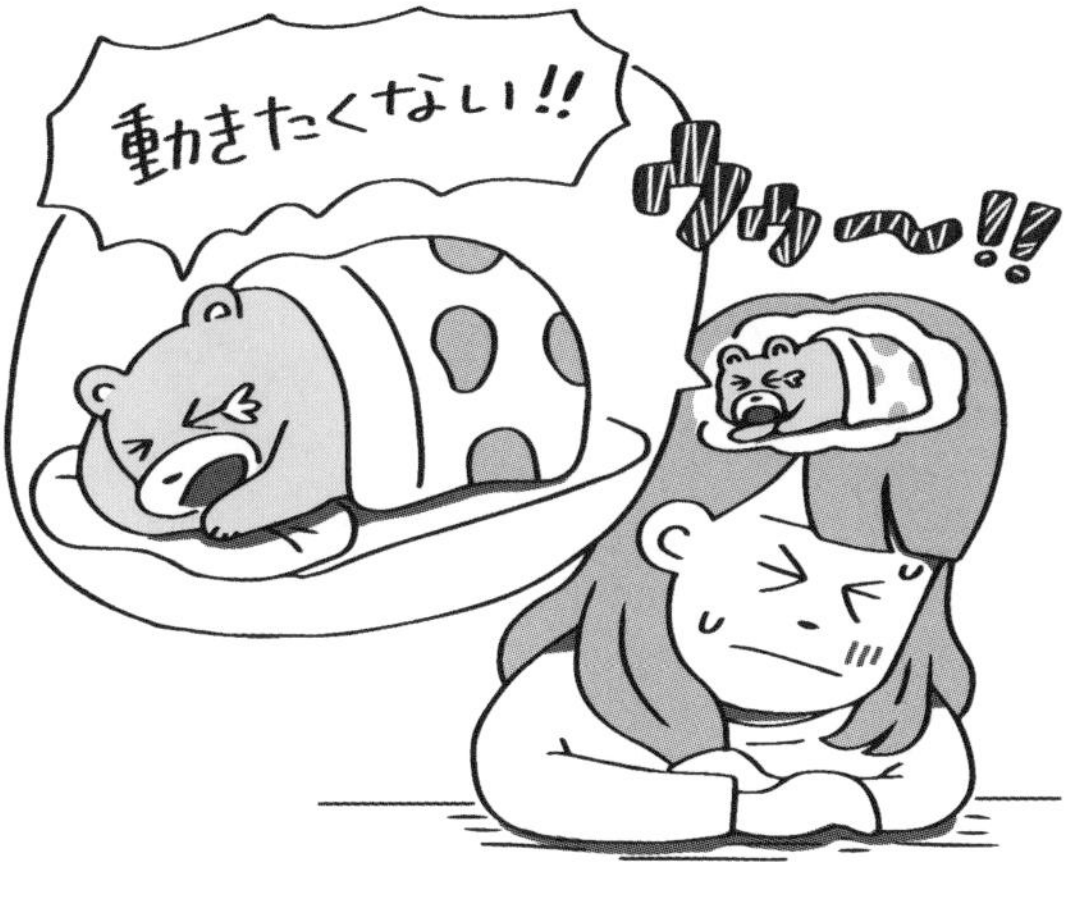

「余計な一言でモヤモヤしてしまい、仕事が手につかない」……

というように、「感情」と「理性」がバラバラで、心が不安定な状態のままでいる。

この状態を本書では、

「頭んなかがメンヘラになっている！」

と呼ぶようにします。

頭のなかが感情でぐるぐるしてしまうときに、1秒だけ口に出してみてください。

いかがでしょう。

スーッと、俯瞰《ふかん》で自分のことをとらえられると思います。

メンヘラっぽくなってしまうときは、誰にでもあるのです。

冒頭の女性も、そうです。

精神科医である私だって、そうなる瞬間はあります。

それなのに、メンヘラという言葉は、「あいつはメンヘラだ」と侮蔑的《ぶべってき》に使われてしまっています。

私の考えは違います。

自分の頭のなかに向けて、**「メンヘラっぽいときもあるよね」**と、認めるように使ってほしいのです。

そうすることで、「感情的な私」と「理性的な私」に関係性ができあがります。

あとは、「理性的な私」で上手に「感情的な私」を飼いならしていけばいいんです。

その考え方を、この本では詳しく説明します。

ちょっと病んでる人たちは「６人に１人」

メンタルが不安定な人は、どれだけ身近にいるのでしょう。

少しだけ、その背景について説明しますね。

厚生労働省の発表によれば、現代の日本では精神疾患を抱える人が少なくとも４００万人以上いるといわれています。

全人口のおよそ４％もの人が精神疾患を抱えてお

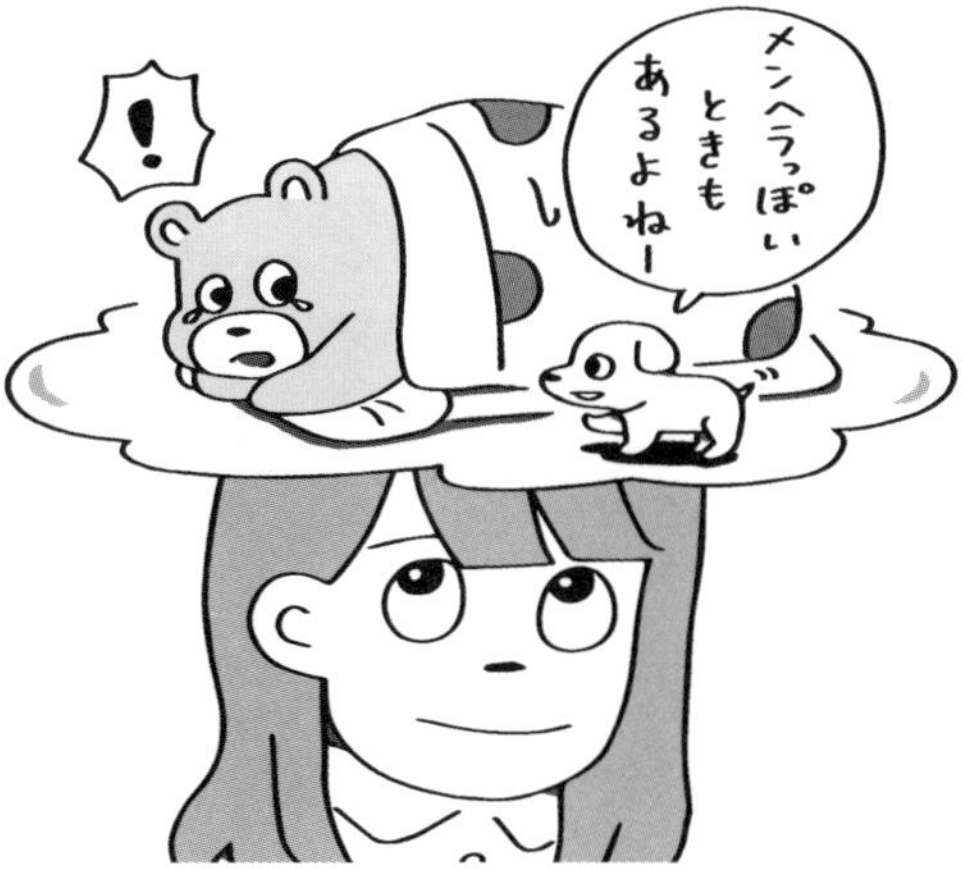

り、精神疾患が日本の５大疾病に数えられるなど、今や社会問題になっています。

けっこう多いですよね。

そして精神疾患を抱える人の裏には、病気とは診断されないけれど「ちょっと病んでいる心の不安定な人」が実際に病気の方の５倍、およそ２０００万人以上いると言われています。

ちょっと病んじゃってる人たち、病気じゃないけど病気になりそうな人、ＡＲＭＳ（At Risk Mental State）と呼ばれる人です。

このＡＲＭＳは、ちょっと頭のなかが「メンヘラなとき」があるような生きにくさを感じる普通の方々なのです。

「メンヘラ」という言葉は、インターネットのスラング（俗語）で使われるようになったのが始まりです。

メンタルヘルス（精神衛生）という言葉をもとに、「メンタルヘルスに通ってそうな人」という意味でつくられました。

インターネット上で便利な言葉として使われるようになったメンヘラですが、いつしかインターネットの垣根を越えて、現実でも使われる機会が増えています。

「メンヘラ女子」や「メンヘラ彼氏」といった言葉が流行するようになり、「自称メンヘラ」と、自分を表現するようにもなりました。

メンヘラがこれほど広がった理由は、その便利さにあります。

ちょっと病んでそうな人、話が合わない人に対しての「侮蔑」としてメンヘラが使われるようになり、ＳＮＳでのネタにしやすいこともそれを加速させました。

「ふつうに生きているだけなのにツライ」と感じたり、不安定なときを表すために「メンヘラ」を自称し、小説やアニメ、ゲームのカテゴリーとしても広く利用されるようになっています。

メンヘラのカテゴリーとしての幅は非常に広く、多くの人が自分はメンヘラであると考えていたりするのです。

だったら、それを逆手に取りましょう。

ネガティブ思考は「悪いこと」じゃない

ここで重要なのは、「メンヘラ」が悪いというわけではないことです。

心が不安定になったり、ネガティブな感情を持つことは、誰にでもあります。

それなのに、冒頭の女性のように、自分の感情がネガティブになることを悔《く》いたり、申し訳なく感じることがあるのです。

私は精神科医として、さまざまな方のお話を聞きます。

そして、多くの方が自分の感情について語る際に、

「ネガティブになってしまってごめんなさい」

と語る傾向にあることを問題に感じます。

精神的な治療やカウンセリングをおこなう目的は、「自分自身が持つ幅広い感情を受け入れて、それを表現できるようになる」ということにあります。

しかし、「ポジティブに考えなければならない」という社会的なバイアス（偏見）が存在しているのでしょう。

じつはメンタルヘルスの観点からみれば、ネガティブな感情を持つ人ほど、それを受け入れることで、非常に大きなメリットが得られることがわかっています。

だから、ネガティブな感情が出てきたときは、あと一歩の考え方が必要なんです。

人間の悲しみや怒りの感情は、人間の人生において重要な要素です。

そして、その自分の人生の一部を受け入れてあげることは、心を安定させるためにもっとも重要な「受容」というプロセスの一部なのです。

無理に自分の感情を押し殺し、人生の一部を拒絶すると、人間の精神は反発してしまい、

不安定になってしまいます。逆に、自らの感情や自分自身を拒絶せずに受容し、受け止めることによって、人生に対する「満足感」を得ることができます。

あまりにポジティブさを強調し、ムリにポジティブに振る舞うことは、人生の複雑さや「ひどさ」を拒絶することにほかなりません。

また、ポジティブさを求めて目の前の危険から目を逸らしたり、無関心になることにより、その人の態度や考え方が「過度に楽観的になってしまう」ということもあります。

そうした問題を解決するアイデアが、まさに、

「頭んなかがメンヘラになっている！」

と、客観的に自分を見るようにして、ネガティブさを感じている自分を、拒絶するのではなく受け入れることなのです。

思春期の「考え方のクセ」を書き換える

頭のなかを整理するためには、脳内の仕組みを知ることです。

「感情的になっているあなた」と、「それを見つめている理性的なあなた」。

頭のなかには、その2つが共存しているのです。

たとえるなら、「感情的で困っているあなた」がいる一方で、それをテレビ番組のワイプのように「観察してくれているあなた」がいます。

この役割を「親」が果たすときもあります。

宗教が浸透している国では、「神さま」も機能します。いわゆる「お天道様《てんとさま》が見ている」というやつですね。


いい教育環境で、「親」や「いい宗教」がうまく機能するように育った人は、心が安定しやすい傾向にあります。

しかし、みんながみんな、そういう恵まれた環境で育つわけではありません。

特に、10代の多感なときに、感情的な自分に振り回されて「考え方のクセ」がついてしまうことが多いのです。

私がオンラインで相談に乗る若者には、多かれ少な

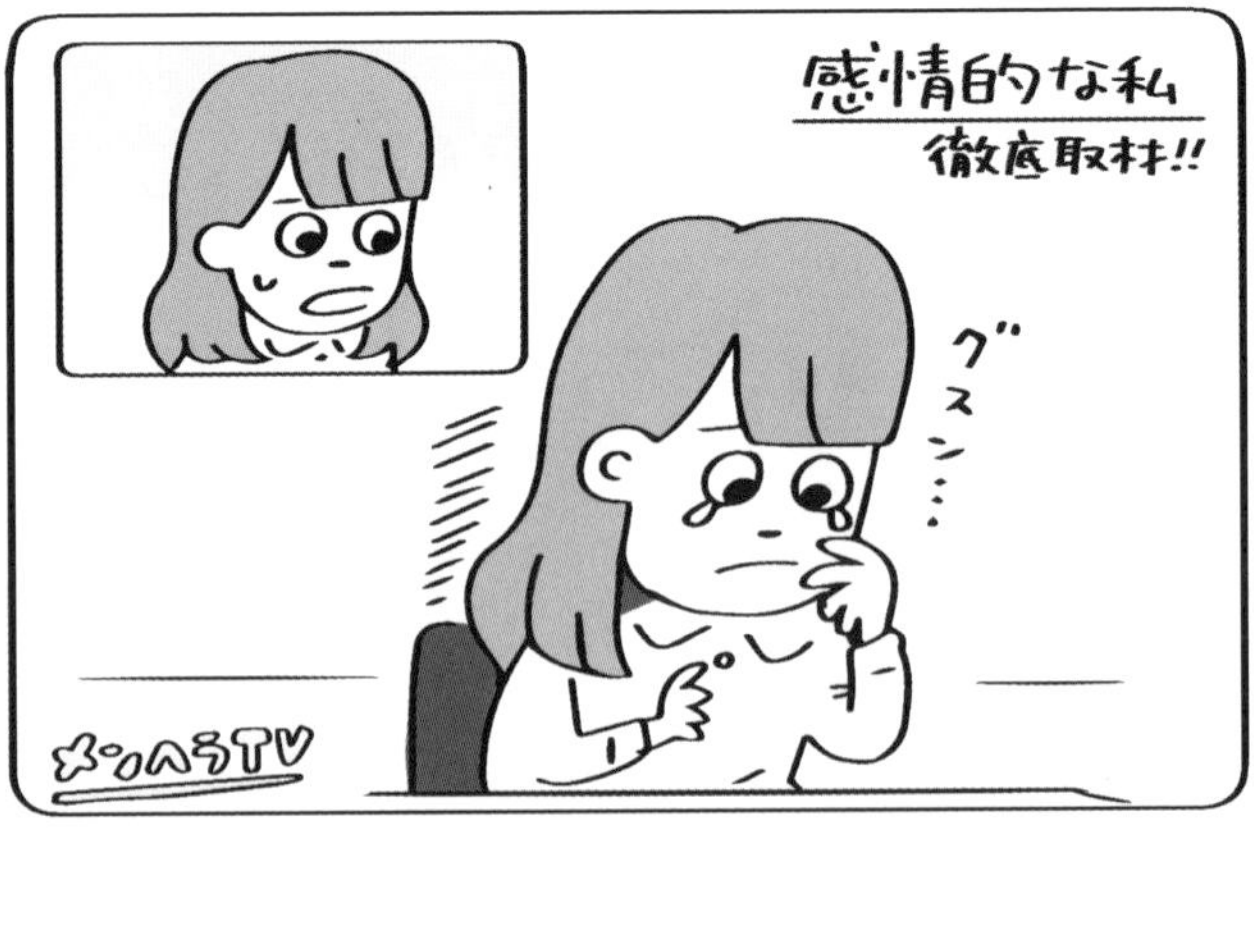

かれ、幼少の頃や思春期に、よくない考え方のクセがついてしまっていることが多いです。

だったら、大人になった今、それを書き換えないといけませんよね。

「すべてガチャ」の嘘

ここまで読んで、「そうは言っても、自分を変えるなんてできないじゃないか」と思ったかもしれません。

そんな疑問に対して、希望になる話をしておきましょう。

あなたは「親ガチャ」という言葉を聞いたことがあるでしょうか。

ソーシャルゲームなどで、アイテムを抽選（ガチャ）によって購入・取得する仕組みに例えた概念で、要するに「自分ではどうすることもできないと思われる運要素」のことを指します。

「子は親を選べない」というのはよく聞く話で、私たちは自分で生まれてくる家庭や、取り込む遺伝子を選ぶことはできません。

それらの概念が波及して、

「もっと身長が高くて美人で頭がよかったらな」（遺伝子ガチャ）

「生まれつき体が弱いし、短時間しか寝られない……」（体質ガチャ）
など、さまざまな人生の運要素、選べないことによって起こる弊害を表現します。
それにより、「ガチャで爆死したから」という言い訳で、人生そのものを諦めてしまう人も増えてしまっています。

たしかに、人生には変えられない「ガチャ要素」が存在します。

たとえば、幼少期にひどい貧困家庭に育ったり、身体的、性的な虐待を受けて育った子は、そうでない子と比較して、脳の発達や精神的な成熟に少なからず弊害が生じてしまうことが明らかになっています。

しかし、人類史の中で、現代ほど「ガチャ」の影響が少ない時代はありません。


生まれや身分で人生が決まってしまう、そんな話も人間の歴史をひもとけば、別に珍しい話ではありません。

私たちが生きる現代からほんの数百年前の江戸時代にも、明確な身分制度はありました。

インドや中東では、現代でも続く身分制度が社会的な問題になっています。

それらの背景を考えれば、「ガチャ」という概念に疑問を持つような声が出てくる現代の価値観のほうが、人類史的には異常にうつることでしょう。

ですが、「一億総中流社会」なんて言われてきた日本の中で、経済的な格差が広がったことで、今まで見えなかった「差別という名前のガチャ」がくっきりと見えるようになってきたのです。

特にＳＮＳなどのネットの影響があります。

他人の生活がより「見える化」してしまったことで、より一層、自分の人生を他人の表面上の人生と比較してしまい、惨《みじ》めに感じたり、傷ついてしまうのでしょう。

運命を「選択」で乗り越えよう

では、私たちは「ガチャ」から逃れることはできないのでしょうか。

この答えは「ＮＯ」である、ということが明らかになっています。

たとえば、まったく同じ受精卵から発生した一卵性双生児の双子でも、育てられた環境や一緒に過ごす友人によって考え方や性格が違ったり、嗜好や行動パターンに違いが見られることがあります。

もっとも有名な例として、一卵性双生児でありながらわずか2歳の頃に生き別れ、韓国とアメリカという異なる国で別々の家族により育てられた双子の例が挙げられます。

同じ遺伝子を持っているにもかかわらず、双子の認知能力には顕著な違いがあることが明らかになりました。

韓国で育った子は、知覚的推論と処理速度に関する知能テストでかなり高いスコアを獲得し、アメリカの子より16ポイントも高いＩＱを記録しました。

また、双子の価値観も生育環境で大きく異なり、アメリカの子のほうは「個人主義的な価値観」を持っている一方で、韓国の子は「集団主義的な価値観」を持っていることもわかったのです。

この例からもわかるように、じつは遺伝子というものは、人間が生きる「環境」や「選択」によって姿を変化させる、想像よりもずっと柔軟な性質を持っていることが明らかになっています。

私たちのＤＮＡは、たとえまったく同じだったとしても、**環境に応じてオン・オフの切り替えができる**のです。

遺伝子はいわば、人体が活動するために必要なタンパク質を作るための設計図なので、環境に応じてそれぞれの場面でそれに適したタンパク質を合成するように、スイッチを切り替えることができます。

そんなスイッチのひとつに、私たちが普段感じている**「幸福や不幸といった深層心理」**があります。

たとえば、強い孤独感や不幸といった感情にさらされると、心臓病やアルツハイマー病、関節炎などの炎症を伴う病気のリスクを上昇させ、さらにウイルス性の風邪などにかかりやすくなるというスイッチが入るそうです。

このスイッチは「どれだけ社会から疎外されているか」という客観的な事実ではなく、「本人がどれだけ孤独を感じているか」という主観的な感情に基づいて操作されています。

一方で、幸福感や満足感といった感情によってもスイッチは作動します。

これらのポジティブな感情によって、炎症反応に関連する遺伝子が抑えられ、抗ウイルス反応に関連する遺伝子が活性化したりもするそうです。

私たちは出生の時点で遺伝子ガチャによって多くのことが決められてしまいます。

そういった意味で、人生の多くのことは「生まれた

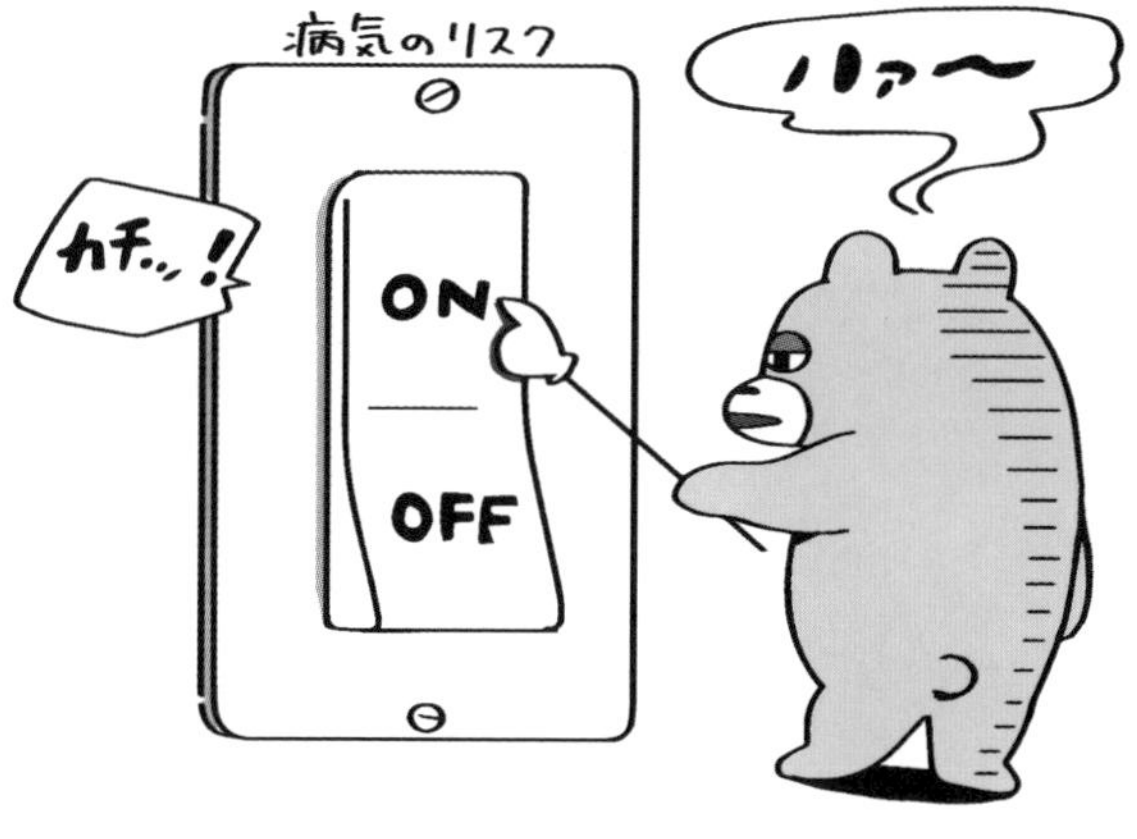

時点」で決まってしまうものかもしれません。

ですが一方で、遺伝子の作用がその人の生き方によって大きく影響を受けることもまた事実なのです。

私たちが「どこで、誰と、どう生きるか」は、それほど重大な選択になるのです。

親から切り離された道

では、親による環境ガチャに外れてしまった人はどうすればいいでしょう。

というのも、親により与えられる環境が劣悪であると、その後の人生に大きな障害となってしまう場合があります。

私も精神科医として働くなかで、「なんでこんなにいい子なのに、ひどい環境で生きなければならないんだろう」と感じてしまうことはあります。

トラウマによって人を信じられなくなったり、我慢するクセが抜けずに他人を頼れなかったりと、その後の人生に多大な影響を与えてしまいます。

ですが、これらの環境による影響も、あなた自身の選択によって減らすことができます。

遺伝子が環境によって変化するように、あなたの考え方やクセ、価値観なども、環境の変化や新たな価値観に触れ、「こんな世界や生き方があるんだ」と感じることで、変化させることができます。

10代の頃に身についてしまった「考え方のクセ」は、社会人になってから取り除くべきことです。

「そんなふうに考えられるだけ恵まれている人だ」
「やりたくてもできないから苦しんでいるんだ」

とあなたは考えてしまうかもしれません。

ですが、**「親から切り離して自分の人生を生きる」**という選択ができるのもあなただけなのです。

どんなに理解のある親でも、子どもに反発するようなことを言われたり、自分の意にそぐわないことを言われたらムッとしてしまうものです。

まして「あなたの育て方が悪かった」なんて子どもから指摘されても、親としては自分のことを否定される気持ちになりますから、なかなか受け入れられません。

子どもからは説得できない、話し合うことができないという親子関係もたしかに存在するので、無理やり親を変えようとするのではなく、まずは自分を守る選択を取るべきです。

「でも、親は見捨てられない」という共依存のような感情を持ってしまうこともあるかもしれませんが、**親に対する罪悪感よりも、まずは自分が幸せになることが最優先事項**です。

もし本当に親のことを支えたいのであれば、まずあなたが親を支えられるような生活的、精神的な余裕を持つのです。

そのためには、まずは一人暮らしをして距離を取って、自分を守ることもまた、ひとつの選択です。

人生はガチャの連続ですが、同時に、「タバコを吸わない」という選択によって、あなたが肺がんになる確率を下げられるように、「毎日少しずつ運動をする」という選択によって、あなたがちょっとだけ健康になれるように、選択の連続でもあります。

あなたが選択を続ける限り、親ガチャがあなたに与える影響もだんだんとなくなっていくこともまた事実なのです。

ガチャで諦めるのではなく、
あなた自身の考え方を現世のうちに変えましょう。

この本も、その考え方を採用します。

「人間関係リセット症候群」というクセ

先ほど、親と切り離した生き方を勧めましたが、そのデメリットについても一緒に述べておきます。

「あ〜、あの人との関係をリセットしたいな……」

そんなふうに考えたことが、あなたにも一度くらいあるのではないでしょうか。

厄介な上司。
うるさい親。
気まずくなった友達。

私たちは、厄介な人間関係に囲まれながら生きています。そんな人間関係を、なんの前触れもなく切ってしまう。

そんなクセを持ってしまった人のことを、ネットを中心に「人間関係リセット症候群」と呼ばれるようになりました。

「厄介な人間関係を切れるのであれば、それっていいことなんじゃないの？」

そう思ったかもしれません。

しかし、なんの前触れもなく急に手放してしまうと、手放した後で困ることになります。

仲のいい友人や心配してくれる家族など、自分にとって大切な人とのつながりであっても、簡単に関係を切ってしまうことがあるのです。

「人間関係を続けるのに疲れた」

「とにかく自分一人の世界にしたい」

そんな衝動的な理由で、一切の関係を絶《た》ってしまう。

「人間関係リセット症候群」は、行きすぎるととても厄介な状態になるのです。

誰だって職場や友人などのつながりで、「息苦しさ」を感じてしまうことがあるはずです。

まるで厄介なあやとりのように、人間関係が絡まってしまって、そんな絡まりを解くために人間関係の糸を切って解消させてしまう。

そんな「リセット」によって少し気持ちがラクになり、救われた実感を得たときに、それがクセとなり、繰り返すようになってしまうのです。

「理性的な私」は、関係を切らないほうがいいと思っている。
それなのに、「感情的な私」がリセットを求めてしまう……。

こうした問題にも、本書は役に立つはずです。
そのねじれを解消する方法を、丁寧に解説していきます。

＊

さて、この本では、幼少の頃や思春期のトラウマで「自分を変えることを諦めてしまった人」に、精神医学の知識をもとにしたノウハウをお伝えします。
それにより考え方のクセを取り除き、「やっぱり現世のうちに自分を変えよう」と一歩を踏み出してもらうために、本書を書きました。

その入り口になるのは、

「頭んなかがメンヘラになっている！」

と思う、一瞬の気づきです。

自分の取り扱い方を、ぜひ本書で知ってください。

「感情」と「理性」を一致させる「ハラ落ち」の体験を生み出していきましょう。

精神科医いっちー

目次

はじめに

「感情的な私」をうまく飼いならす方法

第1章 頭のなかが「メンヘラなとき」をとらえる

第2章

「理性的な私」を育てる方法

第3章 「メンヘラなとき」を脱した6人の話

第4章 手ごわい「感情的な私」の対処法

第5章 これからもメンタルを「ずっと安定させる」ための知恵

第1章

頭のなかが「メンヘラなとき」をとらえる

「自分の目」が
曇るときは
誰にでもある

メンヘラと聞くと、ある特定の人のことを思い浮かべるかもしれません。

しかしその特徴を見てみると、

- 「不安定な感情になるときがある」
- 「極端な思考になるときがある」
- 「コミュニケーションを取るのが苦手」

など、**じつは「誰しもが一度くらいは感じるもの」ということ**に気づくでしょう。

そこで、メンヘラを自分ごとに感じていただくために、ある人の話を紹介しようと思います。


これは、私が出会ったある女性のエピソードです。

その女性は、家庭環境が少し複雑で、両親が家族としての機能を果たしていない、「機能不全家族」のもとで育ちました。

たまにヒステリックなときがある母親と、ほとんど家にいない父親のもと、部屋が1つだけのアパートで幼少期を過ごしました。

小学生の頃から徐々に、「母親なんかいなくなればいいのに」という感情と、「母親に甘えたい」という感情が入り混じっていることを自覚してきたそうです。

ある日、クラスで盗難事件があり、彼女が盗んだのではないかと疑われました。

彼女は反論しましたが、複数のクラスメートが「彼女が盗ったのを見た」と証言したそうです。

じつは、彼女にとっての一番の友達がＳＮＳの裏アカで彼女のことを誹謗《ひぼう》中傷し、それを本気にしたクラスメートが彼女を告発したのです。

一番の友達に裏切られた体験をし、家にも学校にも、自分には居場所なんてないと感じたそうです。

そして、世界中で私だけが居場所がないと思い、自分の中の何かがぷっつりと切れてしまったことを彼女は感じました。

それから彼女は、家の中で物を壊したり、自分を傷つけるようになりました。

リストカットや服薬など、自分を傷つける行為をはじめ、18歳で家を出た後は、複数の男性の家を転々とし、誰と生活しても心が満たされなかったようです。

いつも孤独や不安を感じて、誰といてもむなしさがあり、

「いつか自分は捨てられる！」

といったことを考えてしまうようになりました。

しかし、そんな彼女も「受容」というプロセスを通して、メンヘラっぽさと折り合いをつけるようになり、徐々に「安心感」を得ることができるようになったのです。

彼女は「気づきを増やす」というプロセスで受容につながりました。

こうして、家庭環境に恵まれなかった場合でも、成人後の考え方次第で、生まれ変わることができるのです。

彼女の体験を通して伝えたいことは、メンヘラなときが続いてしまうのは、

「環境やトラウマが引き金となって自分を見る目が曇ってしまう」

という当たり前の反応によるもので、誰しもに起こる可能性があるということです。

その方法論については後述しますので、まずは、そのことを知っておいてください。

メンヘラなときを どうして 克服できるのか？

メンヘラについての理解を進めていきましょう。

社会では、

- 過去のトラウマ
- 家庭関係
- いじめ
- 感覚過敏
- コミュ障
- アダルトチルドレン
- 恋愛恐怖

などの背景があると、生きにくさを感じてしまうことがあります。

その背景に目を向けず、薬に頼ったり、マインドフルネスや自己肯定感などを取り入れても、一時的な解決にしかなりません。

それらのアプローチには、「自分のことを正しく知る」という前提条件が抜け落ちているからです。

自分のことを客観的に正しく評価するというのは、口に出すよりも実践することが難しいものなのかもしれません。

前項の女性は、自己否認をする思考パターンについて「気づく」ことで自分の考え方の偏りをとらえ、徐々に心を整えられるようになりました。

彼女は、「第三者のように自分を評価する視点」を得ることができたのです。

その第一歩は、

「頭んなかがメンヘラになっている！」


と思う、一瞬の気づきでした。

心を平衡《へいこう》に戻すための力のことを、近年では「レジリエンス」と呼びます。

その力は、生まれたときの能力とは関係なく、自力で身につけられる能力だということがわかっています。

そのための10個の方法が次です。

- ①あたたかい関係を築くこと
- ②問題を克服できないと思わないこと
- ③変えられることと変えられないことがあると受容すること
- ④現実的な目標を立てて進もうとすること
- ⑤自分で決断をすること

- ⑥ 失敗しても、そこから学ぼうとすること
- ⑦ 前向きな考え方を自分で賞賛すること
- ⑧ 長期的な視野が持てること
- ⑨ 希望を抱き続けること
- ⑩ 自分をいたわってあげること

といっても、これらを完璧に満たす必要はありません。

この中から「『感情的な私』がほしがっているものを選び、『理性的な私』が与える」というスタンスが大事です。

詳しくは62ページからの例でそれぞれを説明しますね。

人間の脳というものは、いわばとても精巧につくられたコンピューターで、不足しているものに信号を出すようにできています。

水が足りなければ喉が渇き、暑ければ汗をかき、孤独感をなくすために人肌恋しくさせたりします。

自分を知り、足りないピースを埋めることが、心に平穏を呼ぶ行為なのだということを、まずは心に留め置いてください。

「メンヘラになるとき」には6タイプがある

私たちは、オタクや陰キャ、山ガールや夢女子など、目立つ個性を特定の枠に「カテゴライズ」することが大好きです。

たくさんの人と出会うことが多くなったことで、事前に相手や自分のことを知り、初対面の人と話さなければならない不安を減らすための、ある種の防衛手段になるからです。

自分がどういう人間なのかを「カテゴライズ」することで、自己紹介も容易になり、お互いの不安を減らすことができます。

カテゴライズは、人間関係を円滑にするため、不安を減らすための名刺やメッセージカードのような便利なツールなのです。

その一方で、「**自分という人間は変えられない**」という思い込みを生んでしまう可能性もあります。

よくある思い込みは、「血液型占い」です。

「A型はまじめな人」「O型はおおざっぱ」という思い込みは根強いですよね。

人には、誰にでも当てはまるようなカテゴライズをさも自分のためのものだと思い込んでしまう、という心理的な特徴があります。

ここでのカテゴライズはそのような極端なものではありません。

人によっては1つのタイプだけ強く当てはまる人もいるでしょう。あるいは、6つすべてのタイプになんとなく当てはまる人もいると思います。

「感情的な私」が出てきたときに、「理性的な私」によって、

「今のイライラやモヤモヤはどのタイプだろう?」

と、自分の感情を考えてみることが大事です。それが、

- 1　すぐ人を嫌いになる（二極型）
- 2　何かを好きになりすぎる（依存型）
- 3　何もかもがむなしくなる（空虚型）
- 4　自信がなくなる（自己同一型）
- 5　イライラが止まらなくなる（爆発型）
- 6　すべてがどうでもよくなる（自己破壊型）

という6タイプです。

一つ一ついて、これから説明していきます。

まずは、ザックリと一読して、こういう瞬間があるかどうかを考えてみてください。

1

すぐ人を嫌いになる（二極型）

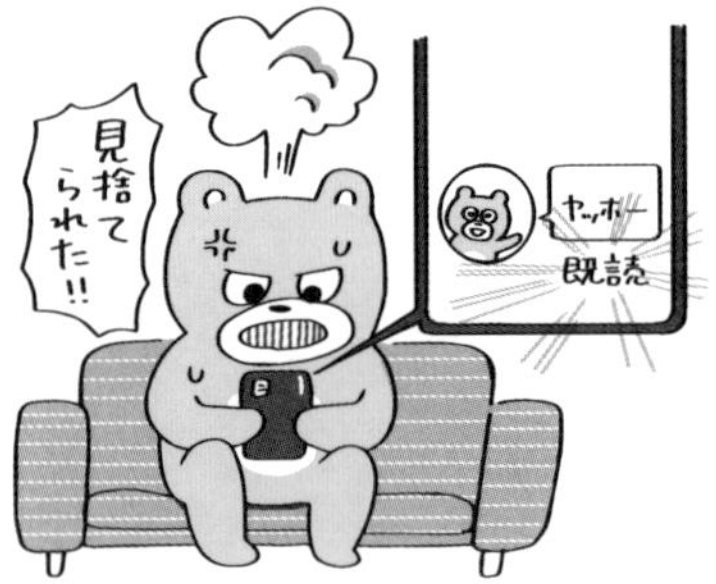

１つ目の「メンヘラな瞬間」は、人への評価や感情が極端になってしまうようなときです。

たとえば、人に少し優しくしてもらっただけで、その人のことが忘れられなくなったり、好きになってしまうことはないでしょうか。

相手のことを「好き」という感情でプラスに働いているときには、「自分のことをもっと好きになってほしい、優しくしてほしい」と考えて積極的なアプローチができます。

しかし、少しでも自分にとって不都合なことがあると、極端にマイナスな思考になります。

ＬＩＮＥの返信が遅れるだけで「見捨てるつもりか！」と思ってしまったり、その反動で束縛してしまったりするのです。

もし、その人と別れたりしたら、苛烈《かれつ》な追い込みや中傷をして、

「自分の感じた痛みや葛藤をわからせてやらなければ気が済まない」

という強い衝動に動かされてしまうこともあります。

その結果、人間関係のトラブルや問題を起こす危険人物のようなレッテルを貼られてしま

うことがあるのです。

この極端さは、恋人に限らず、親や子ども、会社の上司、部下、好きなアーティストなど、「自分にとって必要な人」にほど強く表れてしまいます。

ちなみに、この思考を、「二極型」と呼びます。

こういうとき、58ページの10個のうち、

- ① あたたかい関係を築くこと
- ⑧ 長期的な視野が持てること

が不足していることが多いです。


二極型の思考になってしまう背景には、人に傷つけられたり、見捨てられたりすることを極度に恐れてしまう「人間への不信感」があります。

「人を嫌いになること」は、自分が傷つけられたり、ツラいことに巻き込まれないようにするための防衛機制なのです。

防衛機制は、過度な緊張状態や過去のトラウマによって過敏に反応してしまいます。

人間だけに限らず、物事はつねに流動します。

晴れの日があれば雨の日もあります。曇りや雨のち晴れというように、人の評価や感情も

流動します。いいこともあれば悪いこともあり、好きとか嫌いといった評価も「100対0」と分けることができないのです。

たとえば、テレビに出てくる有名人やアイドルがいて、その人がちょっと失敗や問題を起こした際に「裏切られた」と感じてしまいませんか。

そのとたん、その人が作った作品や歌などが、ひどく汚らしく感じてしまったり、魅力がなくなってしまったりします。

作品そのものは一切変化していないのに、評価が変わってしまう。

人間という生き物の「先入観」が、いかに強いかがわかる例です。

それでは、「⑧長期的な視野が持てること」について考えてみましょう。

今すぐには無理でも、「1年後、好きになる可能性はあるかも」ということを考えてみるのです。

そうした思考を1秒でもしてみることで、衝動的に攻撃してしまうことは回避できます。

2

何かを好きになりすぎる（依存型）

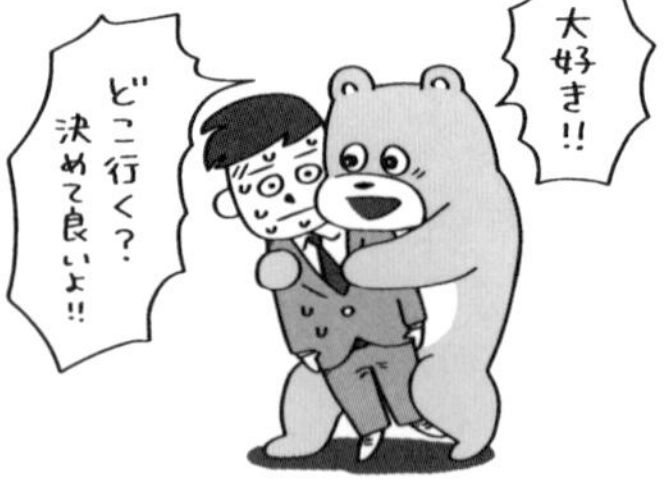

２つ目の「メンヘラな瞬間」は、さびしさなどの感情で何かに頼りたくなるときです。
いわゆる「依存」には、お酒や薬といった依存しやすいものだけでなく、ご飯や人に対する依存もあります。

「選択肢を他人に丸投げして自分で解決策を出さない」
「不安な気持ちやイライラする気持ちを他人に頼らないと消せない」

なども当てはまります。

一般的に「依存症」のレベルとしては、特定の物質使用や行為が身体的、精神的になくてはならない状態になり、自分ではコントロールができなくなってしまう場合に病気と診断されます。

ここでいうメンヘラっぽさの「依存型」は、そういった依存症とは少し違い、主に精神的な拠《よ》りどころがないと不安になる、広い意味での「依存体質な状態」を指します。

一人で何かをすることが極端に苦手だったり、特定の相手と連絡が取れなくなると不安になったり、頼れる対象がいないとイライラしてしまう……。

そんな依存体質になりそうなことは、多くの人に当てはまるでしょう。

もちろん、これは人間関係だけに言えることではありません。

車や、仕事、スマートフォンにお金など、それが近くにないとイライラしたり、不安になってしまうことがあると思います。

人によって、この依存体質の度合いは違います。

軽い依存は誰にでもありますが、「これがないと死んでしまう！」というくらい思いつめているレベルになると厄介です。

依存対象との関係をつなぎ留めるために、怒り出したり泣き出したり、極端な言動をとったり、借金をして自分の生活を壊すまでエスカレートしてしまうリスクがあります。

また、「依存することそのものに依存する」という状態に陥ってしまうことも少なくありません。

何かに依存していることをやめることに恐怖を感じて、生活が破綻《はたん》しているのに現状を正当化したり責任転嫁したりしてしまうのです。

そのせいで、依存という問題そのものが見えなくなります。

この瞬間の原因は、「視野の狭まり」です。

「これがなくなると生きていけない」

「それがないと人生に意味が持てない」

そんな極端に狭まった価値観や選択肢を失うことへの恐怖こそが、「依存型」のメンヘラっぽさの正体です。そのための処方箋は、次の2つです。

- ⑤　自分で決断をすること
- ⑦　前向きな考え方を自分で賞賛すること

これらをやってみることが重要です。

依存型になってしまう理由に、「過去に救済体験があること」が挙げられます。

たとえば、クラスでいじめを受けたときに、励ましてくれる恋人や友達がいるととてもホッとすると思います。

同じように、過酷すぎる仕事や家庭でのストレスから、息抜きになるようなお酒やタバコ、パチンコなどの体験は、安らぎを与えてくれると思います。

この体験をほどほどにし、それを糧《かて》に「明日もがんばろう！」と自分でコントロールできるならば問題ありません。

しかし、あまりにつらい状況に立たされて、他に逃げ場がないと思い込みすぎてしまうと、

「これだけがつらいことを忘れさせてくれる！」

と、考えが飛躍し、依存するきっかけが生まれてしまいます。

人間は、何かによってストレスや苦痛から解放された経験があると、それを過大評価してしまうのです。

そうして解決策が1つしかないと思い込み、他の解決策が見えなくなってしまいます。

先ほどの「⑤ 自分で決断をすること」「⑦ 前向きな考え方を自分で賞賛すること」を具体的に考えてみましょう。

そのためには、「1つのことに依存しない」あるいは「依存先を増やす」ということが大事です。

何かを決めるときに、誰かに頼らずに、自分だけで決めてみましょう。

レストランで何を食べるかを決めるときですら、他人の顔色をうかがってしまうことがないでしょうか。

そういうクセを治していくのです。

また、「これがなくなったら死ぬ！」という状態から、「他にもこれがあるから大丈夫」という状態に変えていくために、好きなものを3つくらい持つようにします。

そうやって、強い依存から抜け出していくことを目指しましょう。

3

何もかもがむなしくなる（空虚型）

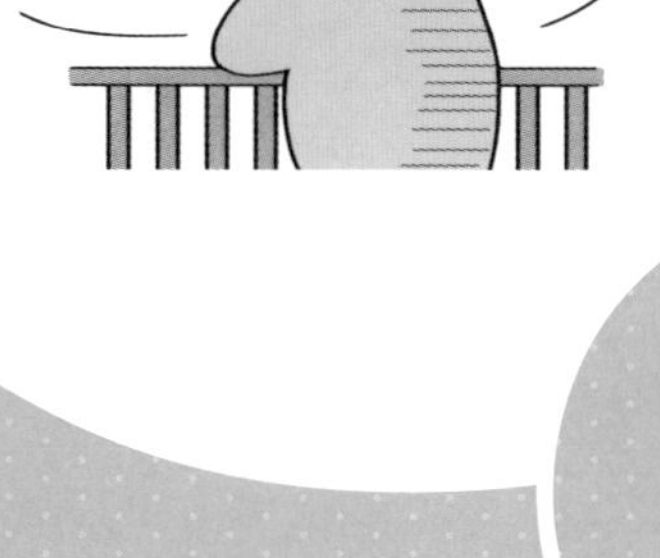

3つ目は、やる気を失って、ボーっとしてしまうようなメンヘラっぽさです。

まわりのことに対して極端なほどに無関心、無配慮になってしまうことが、誰にでもあると思います。

人は精神的に傷つきすぎたり、ツラすぎる環境で自分を生かすために、

「あえて恐怖や悲しさの感情を鈍感にする」

という機能が備わっています。

特に、人間の場合、脳のなかの感情をつかさどる部分である「扁桃体《へんとうたい》」が、ツラい経験により活動が過剰になってしまうことがわかっています。

過酷な人生をずっと歩き続けていると、余裕がなくなり、成長の過程で、あえて自分の感情を押し殺そうとしてしまうのです。

こうした「空虚型」のメンヘラは、他人に気づかれにくく、自分でも気づきにくいことが特徴です。

パッと見では、あまり感情を表に出さない人と思われるだけです。

しかし実際は、

「生きていても仕方ない」「自分には生きるだけの価値がない」

といった思いを抱えて苦しんでいるかもしれません。

これが行きすぎると、まわりの人の評価や社会のルールにまで無頓着になってしまいます。

人に優しくされても反応ができず、服や外見に対して配慮できなくなり、「他人に期待する」ということがまったくできなくなります。

「どうせ捨てられるから」と思うことで自分を守り、あきらめることを優先してしまうのです。

そうなってしまうと、他人とうまく関係を築くことができません。

そこで大事になるのが、

① あたたかい関係を築くこと
② 希望を抱き続けること

という2つを整えることです。

あなたには、過去に、親しい人が離れてしまったり、裏切られたような喪失体験がないでしょうか。

それを克服するためには、人に会ったり環境を変えたりすることで、脳を刺激する必要があります。

たとえば、ずっと同じ職場、同じ環境で働いてきた会社員の人が、燃え尽きたみたいにやる気や労働意欲を失ってしまうことがあります。

人は、同じ環境や同じ人とばかり会う生活を続けていると、脳が徐々にストレスを感じてくるようになっています。

「何もないことがストレス」という考え方が生まれ、気持ちが落ちこんでしまうのです。

そして、気持ちが落ち込むと同時に、脳が新しい刺激を得るために現状へのささいな不満などを大きな問題として認識させて、

「自分はなんて不幸なんだ！」

という悲観的な考えを生んでしまいます。

たとえ何も問題がないように見える人でも、問題がないからこそ刺激が得られず、うつっぽく燃え尽きた状態に陥ってしまうのです。

だからこそ、人間は脳に新しい刺激を招き入れる必要があります。

『イエスマン“YES”は人生のパスワード』というコメディ映画があります。

「ノー」が口癖で後ろ向きな思考の持ち主である主人公が、生き方を変えるために「どんなことに対しても『イエス』と答える」ことで、徐々に意味のある日々を送れるようになり、人生が変わっていくという物語です。

この主人公は、もともと悲観的な考えを持つ平凡な男性でしたが、意図的に楽観的な選択

肢を選ぶことで新しい希望を生み出す力を手に入れました。

現実も同じです。

あえて反対の行動を続け、脳に定期的な刺激を与えることで、考え方を根本的に変えることができます。

先ほどの「⑨ 希望を抱き続けること」を自分に与えるためにも、最初の一歩が大事になります。

人から誘いを受けて、めんどくさいと思っても、

「行けたら行くよ」

など、少しでも前向きな言葉で返してみるのです。

新しく人と会う機会を、できるだけ増やすようにしてみてください。

その一瞬の判断が、その後の人生に大きな変化を与えます。その可能性を、「めんどくさい」という感情だけで潰さないのがポイントです。

4

自信がなくなる（自己同一型）

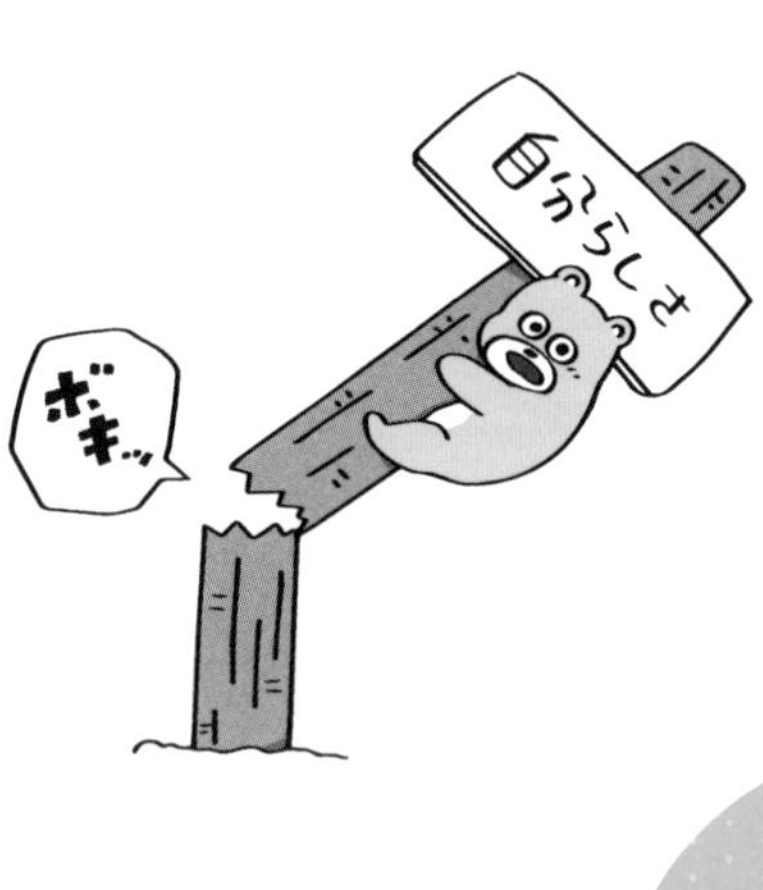

４つ目は、「自分はこういう人間だ」というアイデンティティ（自己同一性）を失う瞬間に出てくるメンヘラっぽさです。

先ほどの「空虚型」より高尚な悩みですが、アイデンティティというのは、

「人種でいうと、私は日本人だ」

「家族でいうと、私は母親だ」

「出身地でいうと、私は関西人だ」

というように、自分を表す認識のことです。

自分らしさを示すための「存在証明」ともいえるものです。

前述したように、カテゴライズは名刺交換のように人間関係を円滑にしてくれる効果があります。自分や他人にわかってもらいやすいアイデンティティであれば、ある程度、簡単に見つけることができます。ですが、

「自分って何だろう」

と悩む人は多いです。

個性や独自性のような「私らしさ」という自己同一性の証明はとても難しく、特に人生経験が少ない若者には見つかりにくいものです。

「自分の趣味は何だろう？」

「私って、挑戦的な人間だろうか、慎重な人間だろうか……」

「自分のやりたいことって何だろう？」

というように、自己同一性は見えにくいですよね。

さらに、自己同一性が揺らいだとき、人の心は不安定になります。

仕事一筋だった人が、歳を取って仕事を辞めた途端に、お酒をたくさん飲むようになって悲観的なことばかり言うようになったりします。

自己同一性というものは、いわば人間の芯であり、人を支える主柱になります。

だからこそ、自己同一性がないと、メンヘラっぽく心が不安定になってしまうのです。

そういう「自己同一型」のときは、

- ③　変えられることと変えられないことがあると受容すること
- ⑦　前向きな考え方を自分で賞賛すること

という2つをやってみることが重要です。


誰でも自己同一性について悩む時期が訪れます。

その時期のことを「モラトリアム」と表現します。

人が安心して生きるようになるためには、モラトリアムを抜けて自己同一性について「気づく」必要があるのです。

他者から見て、あなたが「めちゃくちゃ明るくて社交的な人間」であったとしても、それにあなた自身が「気づいている」という状態にならなければ、自己同一性にはなりません。

自己評価が低すぎたり、自信がないことで自己同一性を受け止められないこともあります。

ただ、人間の短所や欠点は、見方によって長所や個性にもなりえるのです。

我が強く、人の話を聞かない人は、見方を変えれば「自立心が強い」ということでもあります。

悲観的で優柔不断な人は、見方を変えると「慎重で計算高い」とも取れます。

自分自身の自己同一性をロジカルにとらえて、それを活かすことで「自信を生み出す」というポジティブなフィードバックをし続けることが大切なのです。

若い頃はとても不安定で、「自分はなんて無価値な人間なんだろう。こんな自分は生きていても無駄だから死にたい……」と思っていた女性が、なんとなく生活して、結婚して、子どもができたとたんに「この子のためには絶対に死ねない」と一念発起してメンタルが安定することがあります。

これは親になることで、自分の中に「子ども」という強烈な芯ができるからです。

ただし、これほど強烈に自己同一性が根づいた場合、子どもが成長し、自立をしようとしたときに不安感に襲われてしまうことがあります。

子どもが自分にとって、自己同一性のすべてであった人には、その子どもを失う際にもまた大きな不安が襲ってくるのです。

だからこそ、「③ 変えられることと変えられないことがあると受容すること」が必要になります。

まずは、「私のアイデンティティは〇〇です」と、決めてみてください。

できるだけ前向きな言葉を選びます。

そのコツは、「面接」を思い出すといいでしょう。

面接の場では、どんなことでも「自分の魅力」として受け答えをすることが求められます。

「自己中心的な性格」ではなく「自分で決められる性格」。

「落ち着きがない」ではなく「敏感に気づける」。

というように、どんなことでもプラスに言い換えられるはずです。

とっさにそうやって判断することで、変えられないことを受け入れ、前向きな自分を称賛できるようになります。

5

イライラが止まらなくなる（爆発型）

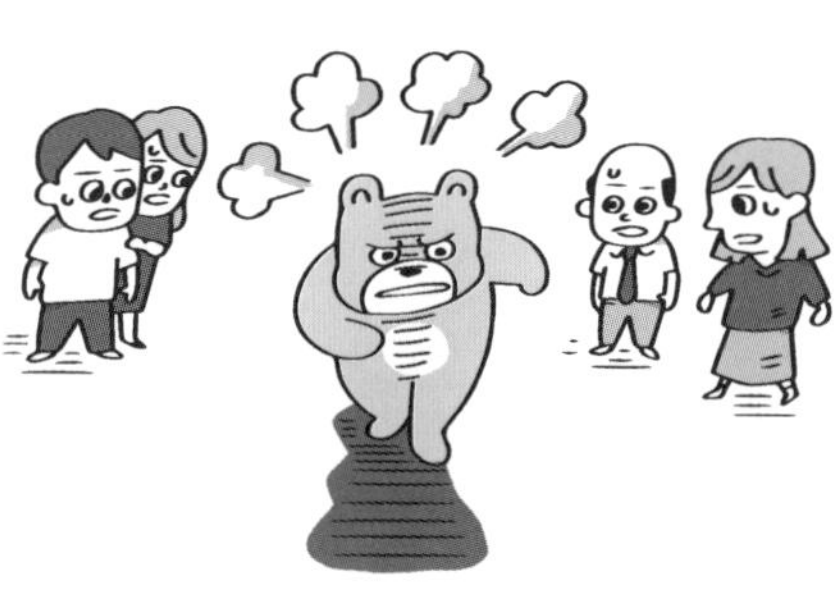

5つ目は、イライラが抑えられなくなって、余裕がなくなるときです。

怒りが爆発している瞬間は何も感じず、感情を吐きだし続けられてしまいます。

ただ、怒りをぶつける対象がいなくなったり、時間が経って感情が収まってくると、徐々に怒りはしぼんでいき、大きな疲労感とうつ気分が襲ってきます。


「ああ、なんでイライラしてるんだろう……」

このような感情の爆発がコントロールできないでいると、会社や学校などに馴染むことができず、孤立したり、敵を作ってしまい、社会活動を続けることが難しくなってしまいます。


さらに感情の方向性は「怒り」だけでなく、「悲しみ」として表れることもあります。

自分の感情を制御できず、つい人前で泣いて周囲を混乱させてしまったり、気を使わせてしまったことに、あとから恥ずかしさを感じることになり、仕事に行けなくなってしまうのです。


こうしたメンヘラっぽさを「爆発型」とします。

自分の感情を制御できなくなって、そのことを後悔したり、嫌な記憶として残るようなことは避けたいですよね。

このタイプのときには、

- ①　あたたかい関係を築くこと
- ③　変えられることと変えられないことがあると受容すること

の2つが不足していることが多いです。

感情を発露するような怒りや悲しみは、もともとは**「自分を守るための防衛機制」**としての役割を持っています。

防衛機制とは、**心の安定を図るために不快な体験を弱めたり避けたりしようとする心理的な反応**です。

これは、人間なら誰しもが持つものです。

誰だって恐かったり、不安だと感じる場面では緊張するものです。

不安が強かったり、恐いと感じるほどに防衛機制は強く働きます。通常であれば私たちを守ってくれる、いわば危険を知らせるためのサイレンのようなものです。

この防衛機制自体は心を平衡に保つための大切な機能なのですが、メンヘラっぽくなって防衛機制がうまく働かなくなると緊張の糸が緩まず、このサイレンが常時鳴りっぱなしになるのです。

だから、すぐに自己防衛で怒ったり、泣いたりしてしまいます。

このような状態では、日常生活を送ることが難しくなり、疎外されてしまいます。

「怒り」のような感情を抱いたときは、その事実を後から話せる人がいることが大事になります。

それが、先ほどの「① あたたかい関係を築くこと」に関連します。

その場で怒りを発散するのではなく、後から鎮める。

そのために友人とは「話し相手」という関係性をつくっておくことです。

いざというときに友人に話せるためには、あなたが元気なときにはその友人の怒りの話も聞いておくことが大事です。

冷静なときには、つねに「理性的な私」でいられます。

だから、他人の相談や悩みを聞くと、

「それは仕方ないね」

と、物事に対して「変えられないことがある」ということに気づきやすくなりますよね。

その訓練をしておくことで、自分に怒りの感情が湧いたときにも「変えられないこと」を受け入れやすくなります。

6

すべてがどうでもよくなる（自己破壊型）

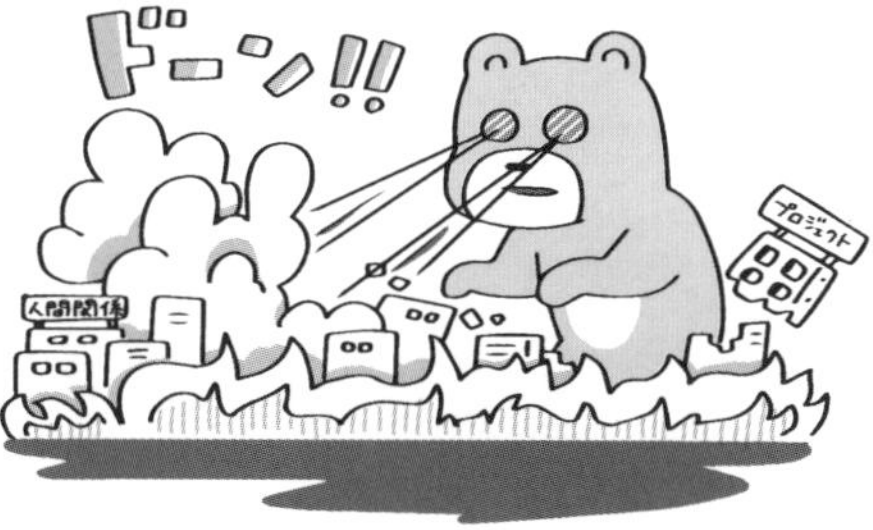

最後のメンヘラな瞬間は、「自分を傷つけるような行為をやめられない」というときです。

自傷というと、いわゆるリストカットをイメージするかもしれませんが、それだけではありません。

過度な飲酒や喫煙、極端に食事の量を減らしたり増やしたり、もしくは仕事のプロジェクトを自分から潰したり、あえて自分を傷つけるような相手と交際したり、仲のよかった友人や家族との人間関係を壊そうとしたり……。

そういった、自らに苦痛を与えるとわかっている行為も「自己破壊型」のメンヘラっぽさです。広い意味での「自己破壊欲求」が強すぎる瞬間です。

じつは、軽い自己破壊欲求は人間ならば誰しもが持っています。

たとえば、太るのをわかっていて甘いものを食べてしまう瞬間がありますよね。

あるいは、時間のムダだとわかっているのにスマホゲームに課金することもあるでしょう。

このように、自分にとって不利益にしかならないとわかっていることでもやめられない、そんな欲求の裏には軽い自己破壊欲求があるのです。

ただ、自己破壊欲求は個人によって差があります。

社会の規範を逸脱しない程度であれば認められるのですが、個人、あるいは他人に害が及ぶほどの影響を与えてしまったときには、修正が必要になります。

そのときに、絶対に使ってはいけない言葉が、「もう二度としない」「もうしないと約束してください」などの突き放す言動です。

自己破壊的な行動は、すぐにやめられたら苦労しません。

多くの場合は繰り返してしまいます。

「もうしないようにしよう」と、いくら強い意思で止めようとしても止められません。

それを繰り返すせいで、「約束を守れないなんて、自分はなんてダメなんだろう」という自責感が生じてしまうのです。

ここで必要なのは、感情的な自責ではなく、「なぜ自分は自傷行為をおこなってしまうのか？」という理性的な思考です。

人間も生き物ですから、自分を傷つけたくないですし、死にたくもありません。

それにもかかわらず、自己破壊を繰り返してしまうのは、「生物学的なメリット」があるからです。

自己破壊とは、自己理解のための過程、要するに「自分リセットのスイッチ」なのです。

お酒を飲んだり、ムダな時間やお金を使ってしまったり、軽い自己破壊は誰でもやってしまいます。

そうして、日々の疲れやしがらみからリフレッシュしているのです。

スポーツをして汗をかくことと同じで、脳に非日常的な刺激を与え、同じように自分リセットのスイッチを押しているのです。

だからこそ、そういう瞬間は、

● ⑩ 自分をいたわってあげること

が必要になります。

自己破壊型になる瞬間は、「リフレッシュ法が他人と少し違っている」というようにとらえることから始めます。

ただ、「自分を満足させる」というのは簡単なようで難しいことです。

人間は強い刺激に慣れてしまうと、弱い刺激が気にならなくなってしまいます。

ストレスが強すぎる生き方をしていると、脳に強い刺激がつねに与えられている状態が続くため、現実感や自分が自分であるという感覚が薄れてしまいます。

そして、そのストレスから逃れるため、

「リフレッシュのために自己破壊をする」

という行きすぎた行為になってしまうのです。

まずは、自己破壊そのものが悪いのではなく、「やり方が少しマズいだけだ」という軽い認識を持つことです。

たとえばダイエットは自分の欲求との闘いで、意思の強さだけで成功するものではありません。

ここで必要なのは、仲間や友人と、ストレスを別のことで発散させるということです。自分をリセットするスイッチを食事以外で、1つ、また1つと、増やしていくのです。「これしかない！」と狭い視野になることなく、友達から聞いたストレス解消法を軽い気持ちで試してみることが大事です。

＊

さて、ここまで、「メンヘラなとき」の6つのタイプを紹介しました。

「頭んなかがメンヘラになっている！」

という「感情的な私」の特徴をとらえられたでしょうか。また、そんな「感情的な私」に対して、「理性的な私」で対処するイメージはつかめたでしょうか。

そのための「気づき」の方法を、1章の最後に紹介しておきましょう。

「理性的な私」と「感情的な私」を分ける たった1つの方法

前項までに取り上げた6つの「メンヘラっぽくなる瞬間」は、

- 人間への不信感がある
- 過去に救済体験がある
- 裏切られたような喪失体験がある
- 自分を守るための防衛機制になっている
- 「自分リセットのスイッチ」になっている

などと、いずれも「過去に起こったトラウマにうまく対処できていない」という共通点があります。

目先で起こっている問題よりも、ずっと以前から体にしみついてきた考え方によって、今の問題が引き起こされています。

今起こっている問題にとらわれすぎて、根本的な自分の問題の原因に「気づき」が起こっていないのです。

そのため、一度、自分の思考や解釈の枠の外に出て、「なぜ自分はそんな考えを持つにいたっているのだろう？」ということを客観的に見る必要があります。

その練習を繰り返すことで、感情的になったとしても、

「いま、この言葉を言ったら関係がこじれるな」

という理性的な自分がブレーキを踏むようになります。

そうすると、次に同じような場面になった場合にはどうしたらよいか、という視点に立つことができます。

この一連の過程こそが「受容」へのプロセスであり、メンヘラな瞬間の克服なのです。

ここで質問です。

みなさんは、下のような実験を見たことはありませんか。

チンパンジーは檻《おり》に入れられ、檻の外にバナナと、檻から手の届く範囲に短い棒を、檻から手の届かない範囲に長い棒を置いて、どのようにバナナを取るかを観察するのです。

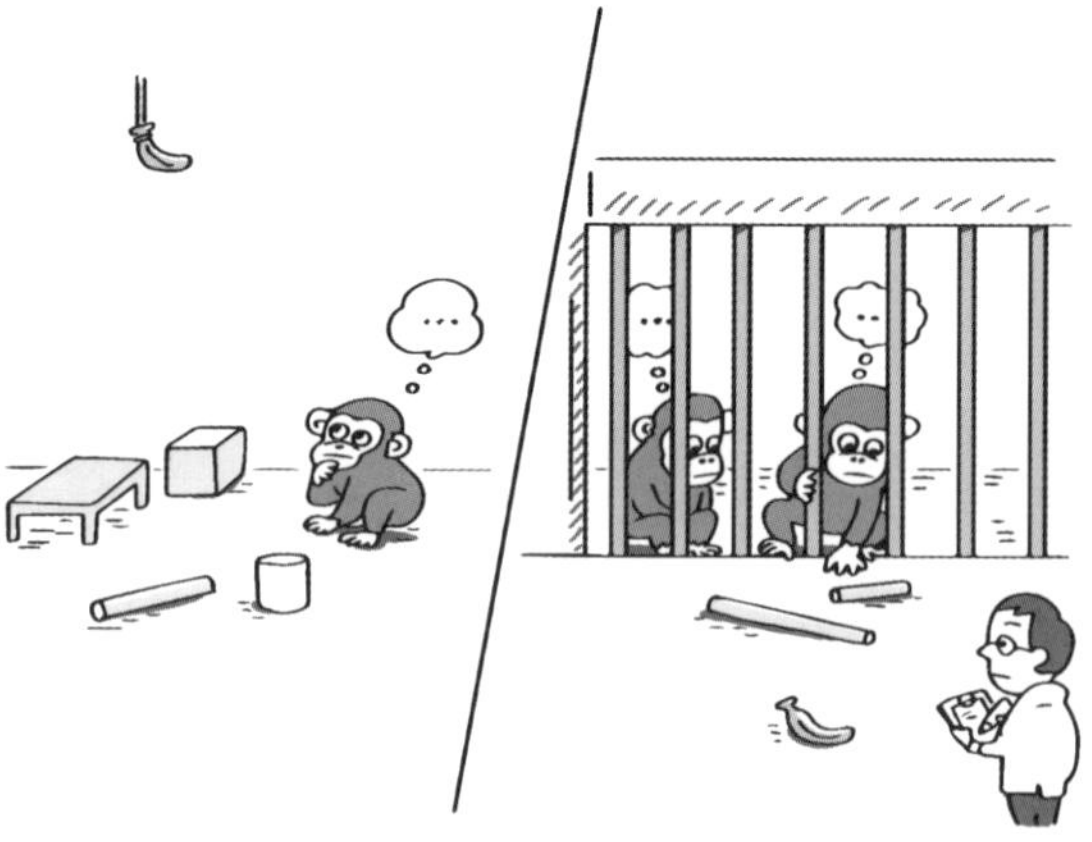

結果は、「短い棒を手に取り、長い棒をたぐり寄せて、それでバナナを取る」です。

この心理学的実験は有名ですが、その本質についてはあまり知られていません。

この実験は、チンパンジーがバナナを取る知能があるかどうかを試すだけではありません。

実際には「気づき」について知るための実験なのです。

実験では当初、チンパンジーは失敗を繰り返し、成功するまで失敗を繰り返して学習し、バナナを取ると考えられていました。

実際に何匹かのチンパンジーは、短い棒を使って届かない場所にあるバナナを引き寄せようとしましたが、失敗して檻の中で暴れるなど粗暴な行動をしました。

しかし、最終的にバナナを取ったのは失敗を繰り返したチンパンジーではなく、**「それを見ていた隣のチンパンジー」**でした。

周囲を見回したり他のチンパンジーが失敗を繰り返しているうちに、突然短い棒を使い、檻の外にある長い棒をたぐり寄せ、そして長い棒を使って目的のバナナを手に入れることに成功したのです。

私たち類人猿は、目の前の問題にとらわれすぎると、周囲にあるモノや他の解決方法があることに気づけなくなります。

そんなときには、一歩引いて自分の姿を見てみることで情報が増えて、問題を解決するために必要な道順に「気づく」ことができるのです。

目の前で起こっているツラいことをすぐに解決してしまおうとせず、一度立ち止まって考えるプロセスが必要になります。

「書く行為」というコツ

では、どうすれば、「感情的な私」を「理性的な私」が手なずけることができるのでしょうか。

それは、自分のことを自分で書くということ。

つまり、**「日記を書くこと」**です。

ただ、ここで注意点があります。

なぜなら、書けば書くほど「理性的になる書き方」と「感情的になる書き方」に分かれていくからです。

その日、一日に起こったことを書くときに、感情に任せて書いてしまうと、

「あいつはムカつく。あいつはサイテーだ。消えてしまえばいい」

というような書き方をしてしまうのです。

それでは逆効果です。

じゃあ、どうやったら「理性的な私」で書くことができるのでしょうか。

そのコツは、一人称から三人称にし、過去形で書くだけです。

「私」や「僕」という言葉を使わず、「あなたの名前」で文章を書くのです。

「私は腹が立っている」ではなく、「〇〇（自分の名前）は腹を立てた」と書く。

それだけで「感情的な私」から一歩引いた視点を持つことができます。

モヤモヤがなくならなかったり、イライラが治まらないときは、こうやって「三人称の過去形で書く」ということをやってみてください。

それにより、いわゆる「メタ認知」を鍛えることができます。

メタ認知とは、神様になった気持ちで自分を見下ろしたり、ゲームのキャラクターとして自分を操作するように、解釈をほんの少しだけ自己から外し、新しい枠組みを作ることです。

32ページのワイプのイラストのような視点が得られるのです。

これにより、「感情的な私」と「理性的な私」を、完全に切り分けることができます。

では、ここまでのまとめです。

メンヘラとは「誰しもが一度くらいは感じること」であり、目が曇っただけということがわかっていただけたと思います。

第一歩として、「頭んなかがメンヘラになっている！」という気づきを起こし、6タイプのメンヘラっぽさで自分を客観視しましょう。

そして、レジリエンスという能力を高める方法を10個のうちから選び、アプローチさせるのです。

そこで理性的になるためには、「書く」という行為が効果的です。

「三人称で過去形で書く」という方法により、「感情的な自分」から一歩引いた視点を手に入れましょう。

次の章では、さらに「理性的な自分」を育てていく方法を紹介します。

第2章

「理性的な私」を育てる方法

どうすれば、「感情的な私」を乗りこなせるのか

「メンヘラになるとき」というのは、自分のことを正しくとらえることができず、生きにくさを感じているときです。

そして、その状態を解消するには、「気づき」を増やしていき、自分への「受容」というプロセスを始めることが必要です。

「頭んなか、メンヘラになっている！」という気づきをした後、その次の行動をお伝えします。

ここまでも述べたように、「理性的な私」が「感情的な私」を乗りこなすとき、私たちは「ハラ落ちした体験」「腑に落ちる」という状態に至ります。

しかし、これまでの人生で、

「論理的にはわかるけど、納得できない！」

というジレンマを感じたことは誰しもあるはずです。

たとえば、あなたが友人に「お金に困っている」と相談したとしましょう。

友人から、

「お金をムダ遣いしすぎだから、もう少し出費を抑えたほうがいいよ」

というアドバイスをもらっても、

「そんな簡単に言われても困る」

と、反発する気持ちが生まれます。

しかし、よく振り返ってみれば、ちょっと高いシャンプーを使っていたり、スマホの使用料が高かったり、買い食いがやめられなかったり、好きなゲームや推しのアイドルへの出費が多かったり……。

意外と思い当たるフシがあったりします。

でも、それらはすべて自分にとっては大切なものだから、それらをやめては生きる意味を感じられません。

そんなふうに、友人の答えのほうが論理的に「正しいかも?」と頭で感じていても、「わかっているけどやりたくない」と感情が拒絶するせいで選択できないのです。

そんな「こうすればもっとラクに生きられるのになぁ」と思うような選択は、生活の中でいろいろと出てくると思います。

感情に流され、選択肢を自ら削ってしまい、モヤモヤとした気分のことを私たちは「腑に落ちない」と表します。

日頃、生きにくさを感じるときは、「理性的な私」と「感情的な私」の間に、ある種のミゾが生じていて、なんとなくモヤモヤする気持ちを感じながら生きています。

「他人が『怖い』から接客業につけない」
「あの人が『嫌い』だからやりたくない」
「悪習だけど『好き』だからやめられない」

そんなミゾを埋めていき、「理性的な私」が「感情的な私」を納得させて、「腑に落ちた理解」をしてもっとラクに生きられるようになる。

そのための方法を紹介します。

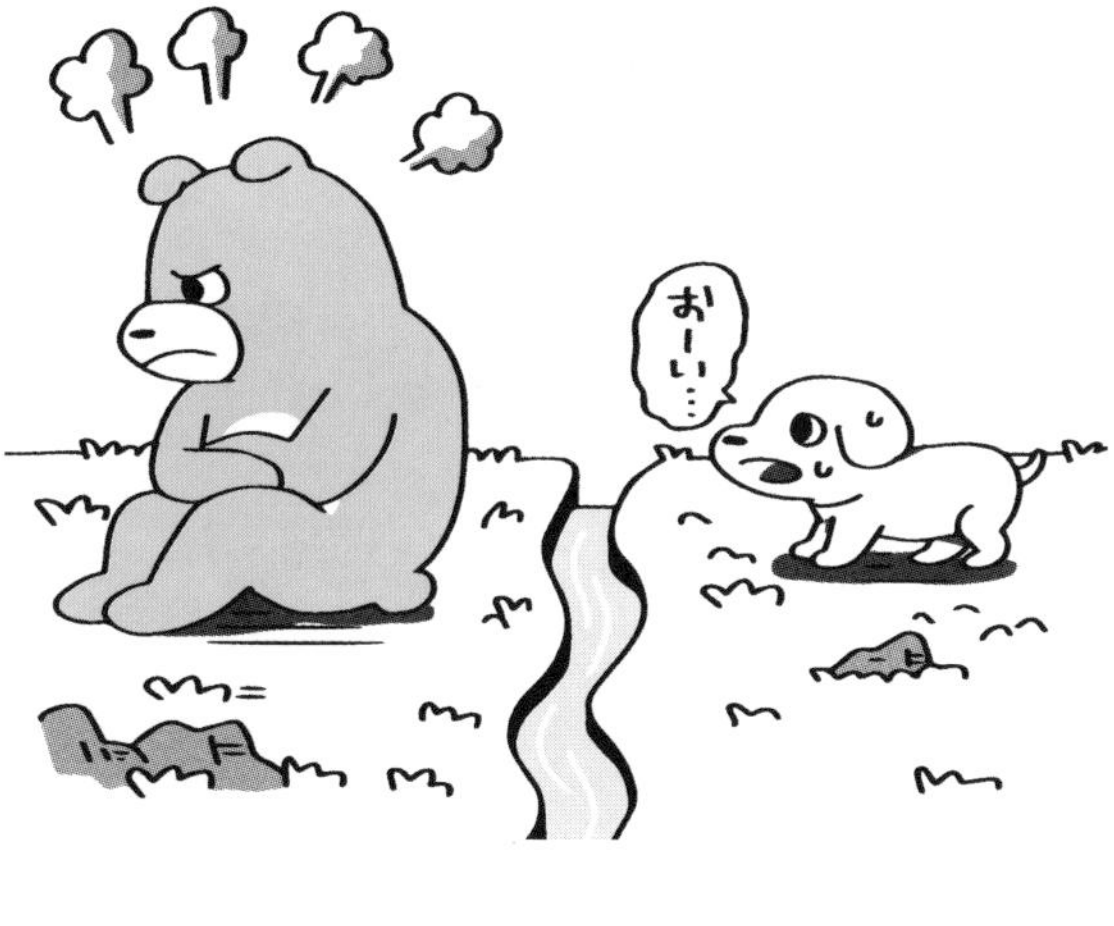

「理性的な私」に
「○○」を
足せばいい

「理性的な私」が「感情的な私」を乗りこなすためには、あるものが必要です。

それが、「自信」です。

世の中「自信」を持って生きている人は少ないように思えます。

「もっと美しく生まれたかった」

「もっとお金持ちならよかった」

「普通に生まれたかった」

頭のなかでは、今さら自分は変われないとわかっているけど、心では「そんな変われない自分がイヤ！」と自分のことを嫌ってしまう。

そんな理性と感情のミゾが大きい人ほど、「なんとなく不安」という感覚をつねに感じてしまっているのです。

このジレンマを解決して、自分で自分を納得させましょう。

アメリカの精神医学において、何事かに納得して腑に落ちるには、「認知」「感情」「行動」のトライアングルを回すことが大切だ、と述べられています。

先入観があって、頭の中に勝手に生まれてしまう「嫌だ」とか「苦手だ」といった感情によって、チャンスを逃してしまったり、誤った選択をしてしまう……。

そんな考え方のクセを解消させて、合理的にラクに生きられるようにするという方法です。

たとえば、あなたの会社でとても大きなプロジェクトがあって、「やってみたい！」と思ったとしましょう。

しかし、「失敗したら周りに迷惑をかけてしまうかもしれない」「前と同じように失敗してしまうかもしれない」という失敗を前提とした先入観が生まれると、二の足を踏んでしまうと思います。

そうやってモジモジしているうちに他の同期にチャンスを取られてしまって、「自分はなんてダメなんだろう」と自信をまたなくしてしまう。

そんな負のサイクルから抜け出せなくなっている人もいると思います。

ここで、「自信が持てない自分はなんてダメなやつなんだ」と責めてしまうと、「メンヘラな状態」になったままです。

少し視野が狭まっていて、問題の本質が見えにくくなっています。

なぜなら、今回のあなたの失敗の原因は、「自信がない自分」ではなく、勝手に「失敗をしてしまうかもしれない」と思い込ませた先入観にこそあるからです。

「自信の風船」を割らないために

自信というものは、成功体験を繰り返していれば誰でも持てるようになるものです。

自信はふわふわとした概念で、その場のノリや雰囲気に左右されやすいものです。

一人では自信が持てなくても、友人に励まされたり、昨日見た映画の主人公に自分を重ねたりと、些細なきっかけによって自信は大きくなったり、小さくなったりします。

ようは私たちがよく言う「テンション」というものが、「自信そのもの」とも言えるのです。

一人ではいたずらもできない子どもが、友達に囲まれたら急に大事件を起こしてしまうように、集団心理やさまざまな外的要因によって、自信は風船のように大きくなったり、小さくなったりするのです。

それに対して、先入観というやつは、目立たないくせにせっかく膨らませた自信の風船を一突きでしぼませる「針」のような鋭さを持っています。

頑張って自信を膨らませようとしても、「でも、どうせ失敗する」「恥ずかしくないの？」と穴を開けられてすぐにしぼんでしまいます。

悪循環になっているのに問題の本質が見えていない

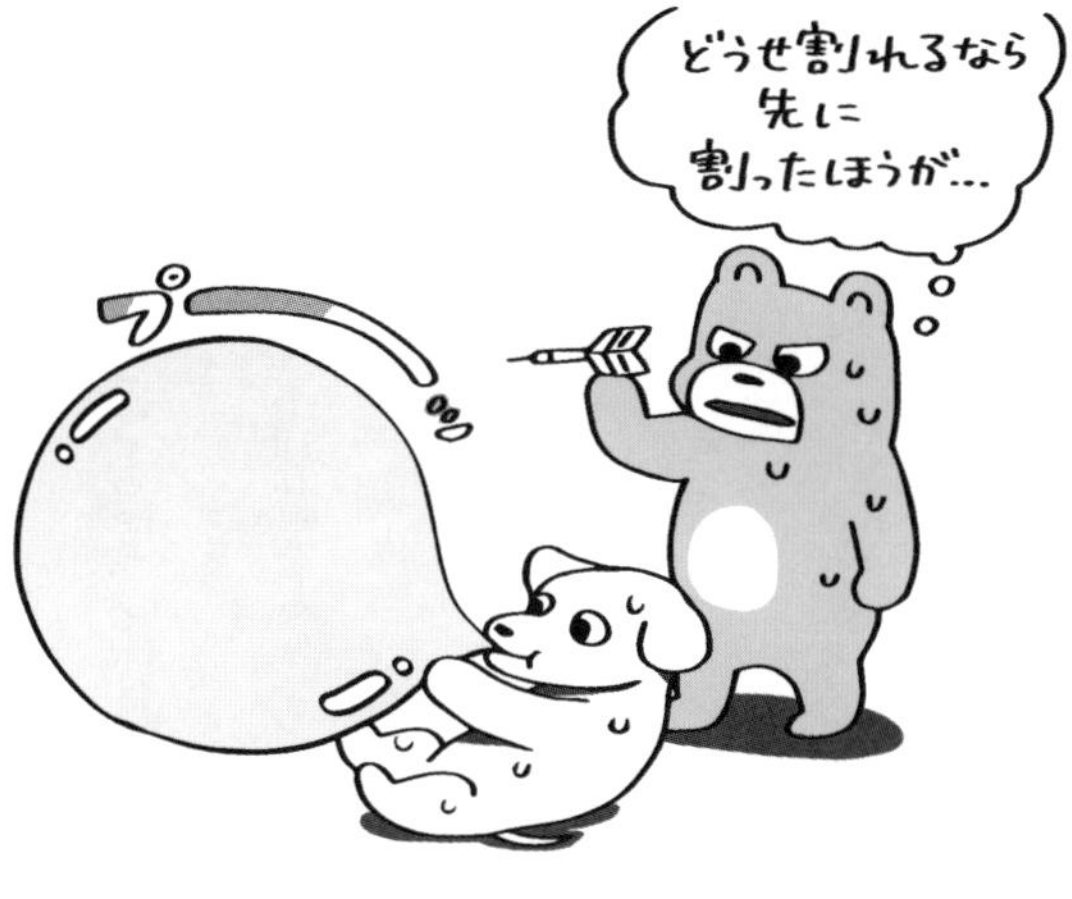

せいで、穴の開いた風船を膨らませようとして、自信がなかなか大きくなってくれないのです。

では、ここで針を取り除いてあげたらどうなるでしょう。

はじめはなかなか膨らみませんが、時間をかけて穴を塞《ふさ》ぎ、緩やかに膨らませることで、どんどん自信が大きくなります。

過去の失敗や、思い込み、こだわりといった、人生においてあなたに不利益を与えるような針を取り除き、ストンとハラ落ちした状態になることを**「トータル・コンビクション(total conviction)」**と言ったりします。

本書で「ハラ落ちする体験」と呼んでいるものの正体が、まさにそれです。

「ハラ落ちする体験」をすると、人は納得感を得たり、実感を伴います。

若い人が口にする「エモい」という表現にも近いでしょう。

さて、先ほどの「お金に困っている」という人の例で考えてみると、

- ステップ1「認知」：ムダな買い物が多いことに気づく
- ステップ2「感情」：節約することで生じる感情を整理する
- ステップ3「行動」：できそうな節約法から始めてみる

● ステップ４「廻転《かいてん》」：失敗しても続けてみる

文章にすると、これだけにまとまってしまうくらいにシンプルなステップです。

さて、これからあなたには「ハラ落ち」のためのワークを始めていきます。

このワーク自体はすごくハードルが低いものです。

なぜなら、このワークは「失敗がない」からです。

このワークは、「失敗こそ奇貨（大きな利益）」という考え方でできています。

失敗は「すればするほどいい効果が出ている」という発想で、このワークを作ったので、

うまくできないというのは逆に成長の証なのです。

失敗を恐れるあまり一歩踏み出せない人に、「失敗するなよ？」とプレッシャーをかけても何も生まれません。

「なんだこんなものか」と思うかもしれませんが、やってみるとその効果をみるみる実感するでしょう。

ステップ1

「目隠し」を外す

最初の「ハラ落ち」のためのステップを説明しましょう。

「そもそもなんで生きにくいんだっけ？」と振り返りをおこなうのが、ここでの目的です。

ゆるいストレッチ感覚でやってみましょう。

まず、今のあなたは「目隠しをしている状態」ということを自覚しましょう。

そのまま全力疾走したら、どこかにぶつかってケガをしてしまいますよね。

目隠しを外し、周りを見渡して、危険がないか、どこに進めばいいのかを把握することが必要です。

94ページでメタ認知の方法を述べました。

自分のことを「第三者として過去形で書く」という方法でしたね。

その次におこなうこととして、「妄想する」という方法を紹介します。

「妄想」を1行だけ書いてみる

誰もが子どもの頃には「妄想」をします。

「あんなことといいな〜、できたらいいな〜」と、将来の夢や自分の未来について妄想します。

翼が生えて空が飛べたらいいな、ユーチューバーになりたいな……。

子どもの頃は夢見がちだったあなたも、大人になるにつれて妄想の幅が狭まっていると思います。

人間はストレス過多な生活に慣れて日常生活に縛られるほど、現実を過剰に意識するようになり、妄想する時間を少なくしていきます。

一方で、子どもはよくごっこ遊びやおままごとをします。

このとき、彼らの頭のなかでは「妄想」によって脳に爆発的な変化が起こっています。

子どもは将来の自分やヒーロー、ヒロインの活躍を「妄想」によって補うことで、目には見えないイマジネーションを膨らませています。

大人が子どもと同じようにオモチャで遊べないのは、「妄想」する力が子どもに比べて劣っているからです。


妄想する時間は、じつは大人にとっても大切な時間であることがわかっています。

いわゆる脳が何にも集中していない「空想モード」に入っているときに、人は脳の中で考え方のクセを修正したり、「自分ってこうだよな〜」とメタ的な視点を整える時間を補っているのです。

何も考えていない、妄想したり空想したりする時間のことを、近年では「デフォルト・モード・ネットワーク」と言ったりします。

ここでステップ1では、「なりたい自分」や「やりたいこと」をとにかく妄想します。

「こうなりたい」と思う自分の像を明確にするために1行を書きます。

具体的な目標とか、大層な大義なんかは必要ないので、ゆるくこうなりたいというものをひとつ言葉にしてみましょう。

「もっと社交的になりたい」

「仕事を変えたい」

「恋人がほしい」……

どんな内容でもいいので、ふわふわした「こうなりたい」みたいなものを1つ見つけられれば、この項目は成功したと言えます。

これだけでハラ落ちのステップの一歩目は完成です。お疲れさまです。

「こんなことでいいの？」と思われたかもしれませんが、この一歩目が何よりも大切なのです。

他人に言われてハッとなる感覚

人間は、目的が定まらないまま歩き続けると思考が迷子になってしまいます。

そんな中で「こうなりたい」という道筋を立てたということは、ゴールが見つかったということでもあります。

「そこに近づけばいい」というゴールラインを明確に意識できたということが大きな収穫なのです。

ここで余力がある人は、妄想をさらに進めて、「どうすればなりたい自分になれるか」というところまで考えてみます。

そのときに、「自分はなんて想像力に乏しいんだ」と自分を卑下《ひげ》したあなたは、すぐに自分を否定するクセがついています。

そんなふうに他人に言われてハッとなる感覚こそが、考え方のクセの正体です。

人は図星をつかれるとちょっとムッとしてしまう生き物なので、「そういう考え方もあるかもね」程度にとらえておきましょう。

「なりたい自分」がハッキリしているのに、頭に勝手に浮かんでくる否定的な言葉があれば、それを意識的に見つけておきましょう。

「できるわけがない」

「年齢的に無理だ」

「家族がいるからダメだ」

「病気だから仕方ない」……

そんなふうに次から次へと浮かんでくる否定的な考え方こそ、次のステップにつながるヒントです。

ステップ2

「犯人さがし」をしておく

次のステップは、「感情」についての方法です。

前項で、考え方のクセを指摘されて「決めつけないでよ」とちょっとムッとした人こそ、ここでは大きな収穫が得られるでしょう。

なぜなら、あなたに「生きにくさ」を感じさせる真犯人が見つかったからです。


ステップ2では、あなたを生きにくくさせる犯人さがしをおこないます。

いわゆる「観察」ですね。

前項で、妄想を発揮して自分の「なりたい姿」を想像したとき、おそらく「感情的な自分」に悲しみや悲壮感を感じるような何らかの変化があったと思います。

下手をすればムカムカして、この本を読みたくないと感じる人まで出てきたのではないでしょうか。

そんな気持ちこそ、感情によって引き起こされる厄介な犯人なのです。


「感情」は、理論が通じないような直感的な場面で、自分を動かすためのいわば「緊急装置」に近いものとして備わっています。

「好きだ」「怖い」などという感情は、合理性を取っ払って人を行動させます。

もし、推しのアイドルが会社に現れたら、あなたは仕事中でも飛んでいくでしょう。

感情の影響力によって、私たちは日々動かされています。

ただ、感情には厄介な面があり、あなたに「論理的に不利益な行動」を取らせてしまう場合があります。

カッとなって友人に言ってしまったことを引きずって悩んだり、生理的にムリだからという理由で接客がうまくできないなど、感情に任せての行動は、生きづらさの原因につながってしまいます。

感情は緊急の場面ではあなたを動かしてくれる原動力になりますが、後悔へとつなげる厄介な案内人でもあるのです。

「つねに合理的な思考だけで生きることが正しい！」と言っているのではありません。

そんな人生になってしまうと、たぶんつまらないはずです。

ここでお伝えしたいのは、「感情に流されてばかりでいると、あとあと後悔することになるかもよ」という、ちょっとしたアドバイスなのです。

あくまで感情は参考程度にして、「それはそれ」と割り切れる人が、もっともラクに生きられるというこ

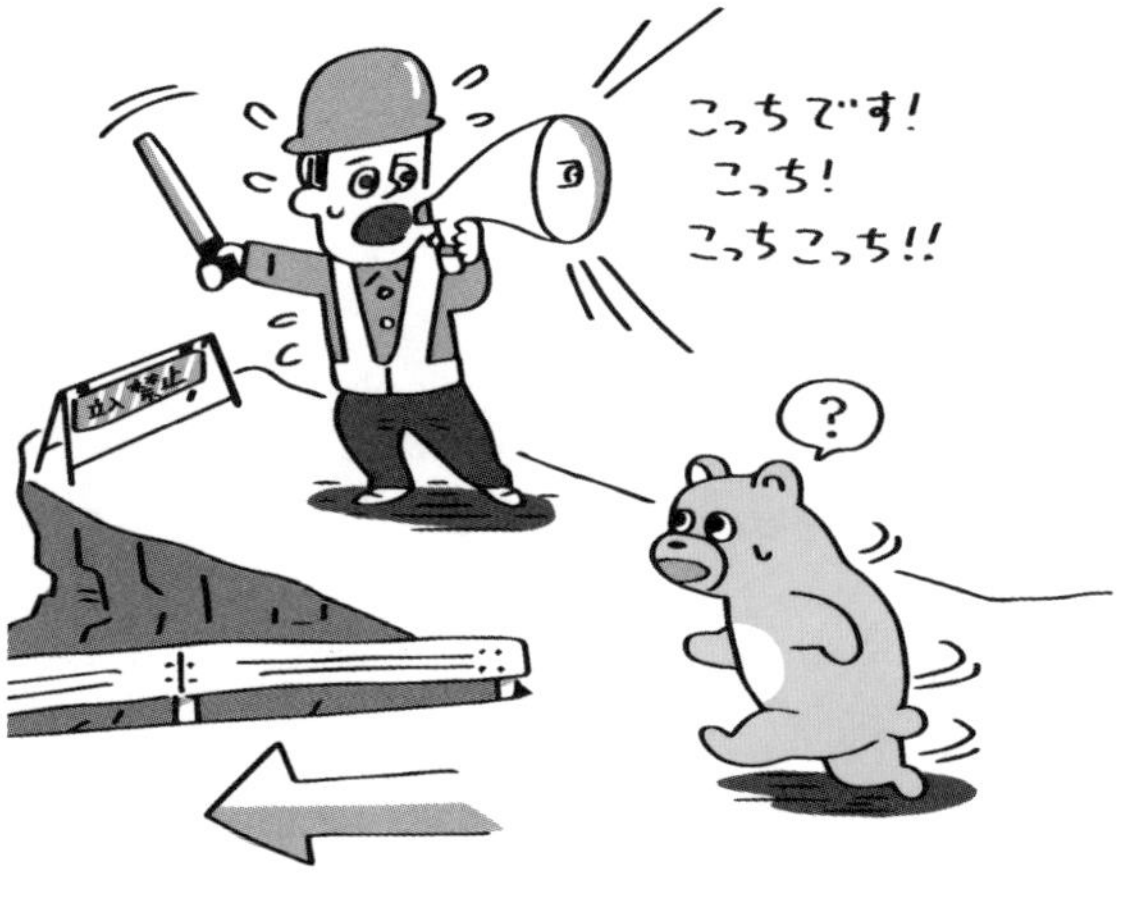

とをここではお伝えしています。

あなたを失敗へと導く犯人とは

さて、人間が知覚したことに対して、瞬間的かつ無意識に浮かぶ思考があります。

それを「自動思考」と呼びます。

たとえば、友人にLINEしたのになかなか返信がない場面では、

「嫌われているのかもしれない」

「自分がつまらない人間だからだ」

など、とっさに頭に浮かんでしまう考えがあるでしょう。

このように自動的に考えてしまう「考え方のクセ」のことです。

そのクセが強く働いてしまうと、根拠のない決めつけをしてしまいます。

前述したように、考え方のクセを指摘されてムッとしたり、自分の「なりたい」姿を妄想しているうちに、昔のことを思い出したりしてムカムカしてイヤな気持ちになった人は、「自動思考」によって感情が自動的にマイナス方向に切り替えられているのです。

考え方のクセは、自動的に働いてしまうので、自分ではなかなか認識できず、制御もできないのです。

あるいは、「生理的にムリ」という感覚を抱くことがあるでしょう。クモやネズミ、ヘビなど、無意識的に嫌いなものって誰にでもありますよね。

それらは、過去に嫌な目にあった記憶や、遺伝子が危険と判断して脳にシグナルを出すことで、自動的に思考してしまい、感情というサイレンを鳴らしてあなたをコントロールしようとします。

このとき、私たちがおこなう情報の処理を分解すると、

「現実での出来事やイベント」→「認知」→「（自動）思考」→「感情」→「行動」

というプロセスが起こっています。ネズミの例で考えると、

「ネズミが現れた」→「ネズミと気づく」→「ネズミ＝汚い・不潔」→「生理的にムリ！」
→「悲鳴をあげて逃げる」

と、ひとつの出来事に対して、いろいろなことで応じています。

認知と感情のあいだにある「自動思考」。

まさにそれが、あなたが失敗するクセを作り出してきた「真犯人」の名前なのです。

トラウマの影響力をゼロにしよう

誰しもトラウマはありますが、それが現実にどれほど影響を及ぼすかは個人差があります。

過去に自分よりもひどい目にあっているのに、自分よりも立派に生きている人がいたら、劣等感を感じることはありませんか。

この劣等感が強い人ほど、自動思考の影響が大きく出ています。

起こってしまった過去は誰にも変えられませんが、その影響力には個人によって、大きな隔たりがあるのです。

それを簡単な公式にして考えてみると、

「トラウマ」×「自動思考の影響力」＝「現実への影響力」

となるイメージです。

どれだけ強烈なトラウマがあったとしても、自動思考が鈍感だったり、完全にコントロールができている人ならば、

「トラウマ」×「自動思考の影響力（＝ゼロ）」＝「現実への影響力ゼロ」

ということになります。

1章で紹介した「空虚型」や「依存型」などの考え方のクセは、自分ではなかなか気づかないものでした。

多くの人はトラウマそのものが原因であると、誤った認識をしています。

しかし、過去を変えることはできません。

根本的な解決法は、過去を悔やむよりも、**現実のあなたを苦しめている「自動思考の影響力」をコントロールすること**なのです。

それでは、自動思考により引き起こされる感情を観察することで、自分の自動思考に気づけるようにしていきましょう。

感情なんて勝手に出てくるもので、眺めたりコントロールするものではないと思うかもしれません。

しかし、どんな感情にも、それが湧き出る「ロジック」というものが存在します。

前述したように人は、

「現実での出来事やイベント」→「認知」→「（自動）思考」→「感情」→「行動」

という一連のムーブメントによって、物事をとらえています。

感情が起こるときには何かしらキッカケとなる「現実での出来事やイベント」を認知しているのです。

その感情の炎を燃え上がらせる「着火装置（キッカケ）」を認知することからはじめます。

キッカケを「数字」で見つける

あなたの感情を湧きおこすキッカケは何でしょう。

キッカケさえわかってしまえば、それを減らしたり、回避することもできるようになります。

ここでは、「数字を追う」という観察方法について説明しましょう。

「数字を追う」といっても、ようは簡単な日記を作るような感覚で、感情のキッカケとなったイベントの振り返りをするだけです。

日記は「生活のリズムを見直す」「振り返りの時間を作る」というためのツールであって、ただ漠然と「日記をつけるだけでメンタルが安定する」と考えているだけでは効果は薄いです。

そうではなく、ちゃんと数字を追うという方法によって、振り返りの時間を作ることができ、自分自身をコントロールできるようになっていくのです。

たとえば、日々の生活のスケジュールを作ります。

1日を24時間に分けて、仕事している「時間」や、人に電話をかける「時間」など、どんなことにどれだけの時間をかけているか。

それを調べてみましょう。

お金を使いすぎている人は、家計簿をつけて、「何にいくら使っているのか」を把握する。

体重の増減が激しい人は、体重を記録して「増減が特に激しい時期」を把握する。

お酒をたくさん飲む人は、「飲む本数が明らかに増える時期」を把握する。

そうやって数字を追うことで、**自分の感情と切り離**

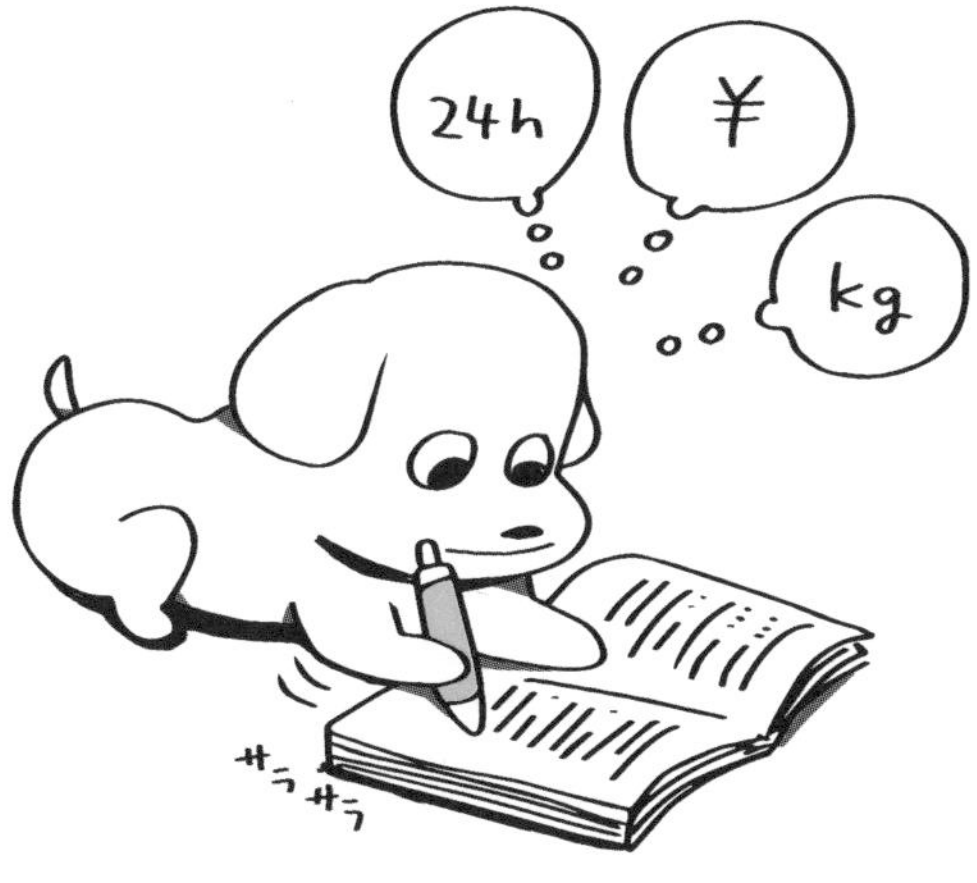

すことができ、自分には見えていなかったイライラやストレスのキッカケが見えてくるでしょう。

明らかに数字がおかしくなっているときには、あなたの感情を湧き起こしたキッカケがあるはずです。

そこには、ツラいことや、思い出すのもイヤなトラウマもあると思います。

自分を「観察」するということは、ただ一点を見るだけでなく、前後関係やその周りも見渡すことを意味します。

自分の感情が自動で切り替わってしまうキッカケになるものが見つかれば、このステップは成功です。

「感情的な私」が「ムカムカする」という日々を漠然と送ってやり過ごすのか。

あるいは、「理性的な私」によって「明確なキッカケ」を見つけておくのか。

それによって、今後の生きやすさが決まるので、取り組んでみましょう。

ステップ3

「ジンクスの魔法」を使う

さて、前項では、感情はときに不利益な行動を引き起こす「厄介な道案内人」であるとお伝えしました。

感情を引き起こすキッカケを日々の数字によって把握することで、自分の感情を乱す犯人が見つかったと思います。

しかし、そんなキッカケによって自動的に私たちの感情がコントロールされてしまうのであれば、どうやってそれを克服してラクに生きられるようになるのでしょうか。

答えは単純です。

前述したプロセスを逆転させればいいのです。

つまり、

「行動」→「感情」→「(自動)思考」→「認知」
→「現実での出来事やイベント」

という順番で、感情をコントロールできるように変化させます。

その方法を述べていきましょう。

「自分で人生を切り開いている」という感覚

あなたは「ジンクス」という言葉を聞いたことがありますか。

「黒猫が目の前を通ると災難が起こる」

「4や13は不吉な数字だ」

など、科学的な根拠は存在しないにもかかわらず、なんとなく信じてしまっているような迷信のことです。

一般的な迷信だけに限らず、人によってオリジナルなジンクスもあるでしょう。

「あのゴミ箱に一発でゴミが入れば、今日のプレゼンはうまくいく」

「試合の日には必ずカツカレーを食べる」

「受験でいい点を取れるようにキットカットを持っていく」

といったゲン担ぎも同じようなものです。

そんなことをしても、必ずしもプレゼンがうまくいったり、テストの点が良くなったりしないことは、頭で考えるとわかるはずです。

しかし、私たちは、ゲン担ぎをしたほうが、「なんとなくうまくいくような気がする」と、根拠のない自信を感じ、その勢いで成功するようなことも起きるのです。

それは人間が、「自分で選択して行動したほうが、きっといい結果を生む」という一種のエゴイズムを持っているからです。

運のように、論理的にはどう頑張っても変えられないような概念的なものでも、「自分で行動することでコントロールすることができる」という錯覚を人間は感じるのです。

ハーバード大学のある研究では、当選番号がわかるだけの宝くじよりも、自分で数字を選ぶ「ひと手間」を加えた宝くじのほうが、「なんとなく当たる気がする」という人間の性質があることを明らかにしました。

たとえ偶然であっても、人は「自分で人生を切り開いている」という感覚に、無類の幸福感を感じるのです。

そういった思い込みのことを、心理学的には「コントロールの錯覚」と呼びます。

「現実を見すぎないこと」が大事

この錯覚は、あなたの人生にも大きな影響を与えています。

「はじめに」で述べたガチャのように、「あなたの人生はもともと決まっていて、何をやってもムダですよ」と決めつけられると、反発する気持ちが出てくるでしょう。

「自分の人生は自分で決められる」と、人生を自分でコントロールしている錯覚を感じることによって、私たちは生きるためのモチベーションを保っているのです。

「明日はきっといい日になる」

そんな根拠のない自信を持つことで、人は前向きに生きることができるのです。

だから、コントロールの錯覚を「理性的な私」によって逆手にとり、生きるモチベーションを持つことにしましょう。

そうやって生きるために必要なコントロールの錯覚のことを、私たちは「希望」と呼びます。

矛盾した言い方に聞こえるかもしれませんが、**現実を見ないようにしている人ほど、大きな希望を持つことができる**のです。

ある研究によれば、うつ病の人ほど、「人生は自分の思い通りにできない」と強く意識してしまっていることがわかっています。

生きるに値しないと考えている人ほど、コントロールの錯覚を抱きにくく、現実をよりリアルに直視しています。

だからこそ、希望という幻想が抱けないのです。

「どうせやってもムダだ」

「そんなことに意味はない」

「自分にはできるはずがない」

将来の夢やヴィジョンを語るとき、そんな考え方のクセが感情に先行して、錯覚が起こらないようになっています。

だから、「楽しい」「嬉しい」といった感情が湧きあがりません。

明日ワクワクするためのたった1つの習慣

ここから、メンヘラになることを克服するために、心の針を取り除くという「ジンクス」を使った魔法について説明します。

自信をしぼませる心の針は、自動的に現れてくるので自分ではなかなか見えにくくて、気づきにくいのです。

しかし、124ページで述べたように、「行動」をすることで「感情」や「自動思考」がコントロールできます。

そのために有効なのが「ジンクス」なのです。

生きるための希望や期待といったものは、将来に対して起こるかもしれない「不確定な要素」の中にこそ存在します。

しかし、どれだけ将来に対して希望を持とうと思っても、「どうせ無理」と一瞬でも悲観的に考えてしまうと、即座にしぼんでしまい、未来の選択肢を自分から消してしまいます。

そんなとき、ある魔法を唱えるだけで未来への期待値を高められるとしたらどうでしょう。

あなたも子どもの頃、クツを蹴り飛ばして、「あ〜した天気にな〜れ」という天気占いをやったことがあると思います。

そんな遊びでも、天気という不確実性を自分でコントロールする感覚が得られることで、「もしかしたら明日は本当に晴れるかもしれない」と、ほんの少し明日に期待できるのです。

大人になるにつれて、「そんなことに意味がない」とやらなくなりますが、子どもの頃のワクワクする気持ちは、今でも確かに覚えているはずです。

じつは、いわゆる成功者やお金持ちと言われる人たちも、こういったジンクスの魔法を理解しています。

成功している経営者や著名人の間では、「トイレ掃除を社長がする会社は成功する」というジンクスがあったりします。

たとえば、ビートたけしさんは若い頃には自宅以外

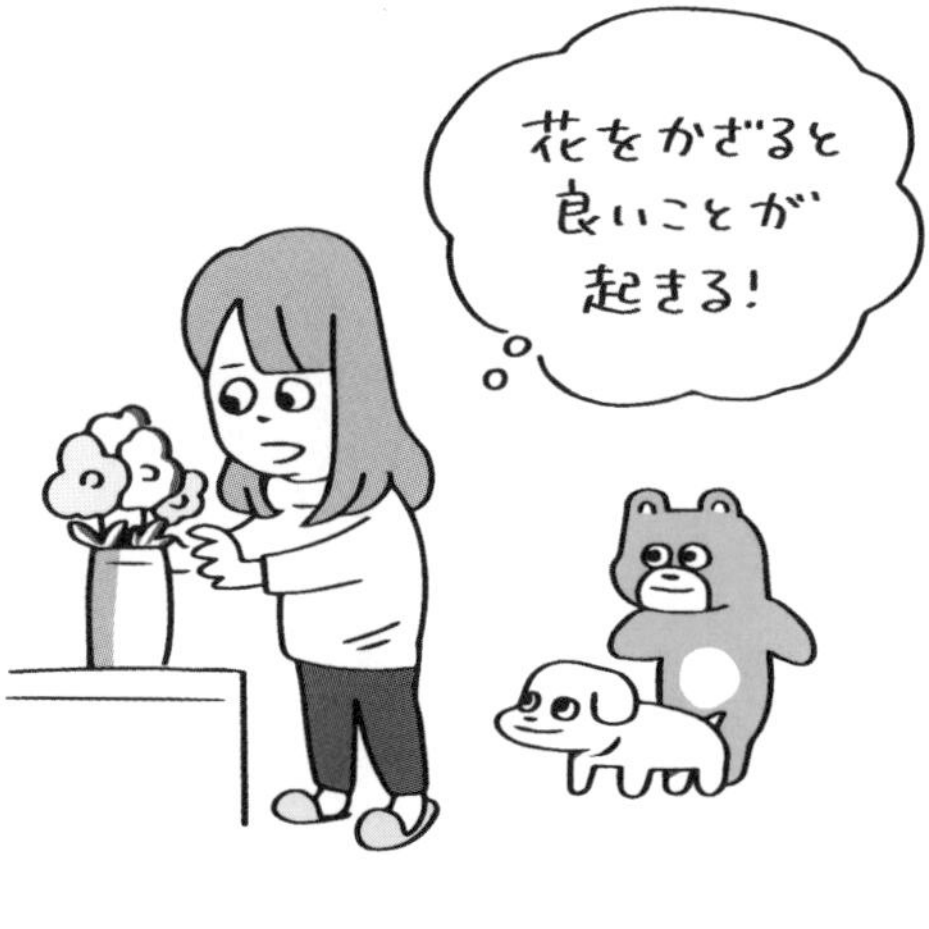

でもロケ地や公園のトイレ掃除をしていたと言います。イエローハット創業者の鍵山秀三郎氏は、海外まで出かけてトイレ掃除をしていたと言いますし、松下幸之助や本田宗一郎といった名経営者もトイレ掃除にこだわっていたそうです。

彼らは、**ジンクスの魔法を取り入れることで、考え方のクセをコントロールして、不安や恐怖を克服してきた**のです。

「次の舞台で失敗したらどうしよう」

「経営が傾いたらどうしよう」

という、将来に対して自動的に考えてしまうクセで、彼らもつねに不安を感じていたでしょう。

どんな成功者も、ことをなす前には不安や恐怖心があったはずです。

つまり、メンヘラになってしまっていたのです。

そんな自分の感情をコントロールするため、「トイレ掃除をする人は成功する」というジンクスを理性でいったん信じてみて、それを徹底することで、感情的な自分をコントロールしてきたのです。

大きな不安に襲われても、

「でも、今日もトイレ掃除をしたから大丈夫だろう」

と瞬間的に思うことができたのでしょう。

ジンクスのよいところは、たとえ失敗しても、自分ではなくジンクスのせいにすることができる点です。

もし失敗しても、「今日はトイレ掃除をサボったからだ」「もっと心をこめてトイレ掃除をするべきだったな」という考え方ができ、セルフリカバリーしやすくなるのです。

これがジンクスの魔法です。

ジンクスを重ねることで、失敗をジンクスのせいにできるようになり、成功もジンクスとひも付けされていくようになります。

「早起きして出社することで社長に褒められた」

「定時までに仕事を終えられたから出会いが広がった」

など、どんどん自分をコントロールできるようになっていきます。たとえそれが理性では錯覚とわかっていても、効果は絶大なのです。

「やらされる」のではなく「自らやる」

では早速、ジンクスを取り入れていきましょう。

先ほどの例ではトイレ掃除でしたが、結論から言えば「何でもいい」のです。それを決めた本人がジンクスだと信じられるものであれば、内容は何でもいい。

他人から押し付けられたものではないことが何より大事です。
とはいえ、よりよいジンクスを作るためのポイントがあるので、それを3つお伝えしておきましょう。

●①「成功へ向かっていること」
ステップ1で妄想した「なりたい自分のイメージ」と関連させることにしましょう。

●②「いつでもできること」
ハードルの高いものではなく、スモールステップであることを優先させましょう。

●③「自分の過去とつながっていること」
自分の過去の体験に関わることと結びつければ、さらに自分ごとになります。

たとえば、次のようなジンクスはいい例です。

「朝、コーヒーを飲んでから仕事をスタートさせる」
「緊張するプレゼンの日は、懐に大金を入れておく」
「SNSを見て心がザワザワしたら、過去に上司から褒められたメールを見返す」……

人は、他人からの「やらされ感」を感じるほど、モチベーションが下がる生き物です。

職場で上司から命令されてやる作業と、自分で企画した仕事の作業では、同じ作業内容でも、本気度もモチベーションもまったく異なるでしょう。

ジンクスについても同じことが言えます。

「自分で考えて、自分のためにやる感」が出てくるようなジンクスこそ、あなた自身を変えるジンクスになるのです。

それがあなたの自信となり、「理性的なあなた」が「感情的なあなた」をコントロールすることにつながります。

ステップ4

「ひも付け」をする

ステップ３では、ジンクスによって感情をコントロールして、考え方のクセを変化させる方法を紹介しました。

それにより、自分への期待値を高めることができます。

しかし、**この効果はあまり持続しません。**

というのも、この本を読んでいて感じていることも、本を読み終わると徐々にしぼんでしまい、人に話したりするうちに「あれ、何をすればいいんだっけ？」と、その影響力が減っていってしまうからです。

本を読んでも人生が変わらない人は、ステップ４の「廻転」が抜けているせいで、影響力を持続できなかったのです。

どんな感動的な映画でも、時間が経つと思い出すだけで泣くことは難しいです。

本や映像によって得られるテンションなんてものは、自信と同じでフワフワしていて、すぐに膨らんだり、しぼんだりしてしまいます。

本書で得られた効果を続けさせて、メンヘラな瞬間を克服して、本質的にラクに生きられるようになるためには、このステップ４こそが重要になります。

１日の半分は「頭を使っていない」

さて、あなたはスマホを使うとき、最初にＳＮＳを見るクセがあるかもしれません。

そういう人は別にスマホやSNSに依存しているわけではないけど、無意識のうちに「スマホを見る」と「SNSを見る」がリンクしてしまっているはずです。

このような反復行動による動作のひも付けを「習慣化」と呼びます。

私たち人間は、他の動物に比べて頭がよくなるように進化してきました。複雑な数式を解いたり、素晴らしい文章を創作することは他の動物にはできません。

そんな頭のいいはずの人間ですが、じつは日常生活の中ではほとんど頭を使っておらず、生活の大部分が「習慣化による行動」で自動的におこなわれているということがわかっています。

デューク大学の研究によると、人がおこなう動作の45%は、毎日同じ場所でおこなわれている傾向があるそうです。

つまり、人が生活している時間の約半分は習慣化されて、頭を使うことなく、日々を送っているのです。

たぶんこれを聞いてあなたは、「仕事（あるいは学校）だからしょうがないのでは？」と思ったかもしれません。

では、休日はどうでしょう。

休日ごとに毎回新しいことに挑戦している人は、そんなに多くないはずです。

これにもちゃんと理由があって、人間は「思考のひも付け」によって業務を効率化してい

郵便はがき

料金受取人払郵便

渋谷局承認

2087

差出有効期間
2025年12月
31日まで
※切手を貼らずに
お出しください

150-8790

130

〈受取人〉
東京都渋谷区
神宮前 6-12-17
株式会社ダイヤモンド社
「愛読者クラブ」行

本書をご購入くださり、誠にありがとうございます。
今後の企画の参考とさせていただきますので、表裏面の項目について選択・ご記入いただければ幸いです。

ご感想等はウェブでも受付中です（抽選で書籍プレゼントあり）▶

年齢	（　　　）歳	性別	男性 ／ 女性 ／ その他
お住まいの地域	（　　　）都道府県 （　　　）市区町村		
職業	会社員　経営者　公務員　教員・研究者　学生　主婦 自営業　無職　その他（　　　）		
業種	製造　インフラ関連　金融・保険　不動産・ゼネコン　商社・卸売 小売・外食・サービス　運輸　情報通信　マスコミ　教育 医療・福祉　公務　その他（　　　）		

DIAMOND 愛読者クラブ メルマガ無料登録はこちら▶

書籍をもっと楽しむための情報をいち早くお届けします。ぜひご登録ください！

- 「読みたい本」と出合える厳選記事のご紹介
- 「学びを体験するイベント」のご案内・割引情報
- 会員限定「特典・プレゼント」のお知らせ

①本書をお買い上げいただいた理由は?

（新聞や雑誌で知って・タイトルにひかれて・著者や内容に興味がある　など）

②本書についての感想、ご意見などをお聞かせください

（よかったところ、悪かったところ・タイトル・著者・カバーデザイン・価格　など）

③本書のなかで一番よかったところ、心に残ったひと言など

④最近読んで、よかった本・雑誌・記事・HPなどを教えてください

⑤「こんな本があったら絶対に買う」というものがありましたら（解決したい悩みや、解消したい問題など）

⑥あなたのご意見・ご感想を、広告などの書籍のPRに使用してもよろしいですか?

1　可　　　　2　不可

※ご協力ありがとうございました。

【頭んなか「メンヘラなとき」があります。】114384●3110

るからです。

「ひも付け」のすごい力

「朝起きて、テレビをつけて、スマホを見ながら、朝ごはんの支度をし、歯磨きをし、身だしなみを整え、時間になったら出社する」

この一連の動作は、どれか１つをとっても、かなり複雑な作業として脳は機能しています。

しかし、無意識にそれを繰り返し、練習することで、いずれの習慣も身についていきました。

「身につく」という感覚がとても大切で、人間は一度身につけてしまえば、複雑な工程が必要なことでも考えずにおこなえるようになります。

脳のなかで複雑な行動を「１つのかたまり」として処理できるようになると、**１つの「習慣」として脳に保存することができる**のです。

たとえるなら、習慣化とは、「パソコンにダウンロードしたテキストを、１つのフォルダに保存して圧縮ファイルに変える」というようなプロセスです。

このような情報のひも付けと圧縮のことを、**「チャンキング」**と言います。

たとえば、受験勉強で暗記するときに、語呂合わせで覚えたことがないでしょうか。

「すい（H）へー（He）りー（Li）べー（Be）ぼ（B）く（C）の（N）（O）ふ（F）ね（Ne）」

「鳴くよ（794年）うぐいす平安京」

などです。

ただの数字や英字の羅列に比べると、語呂合わせのほうが格段に覚えやすくなりますよね。

語呂合わせでも、チャンキングというプロセスによって情報の圧縮が起こり、脳の容量が節約されて忘れにくくなっています。

こうした「ひも付け」には3つの大きな効果があります。

- 記憶に残り、忘れにくくなる
- 人に伝えやすくなる
- 感情をコントロールすることができる

という効果です。

チャンキングは人間が成長し、進歩するためにとても大きな影響を与えてきたのです。

３つ目の「感情をコントロールすることができる」だけ補足しておきましょう。

たとえば、神社にお参りをすると、「ご縁がありますように」と、五円玉を投げ入れることが多いでしょう。

あるいは、車のナンバープレートや結婚記念日を「１１－２２（いい夫婦）」にしたりします。

こうした、**気持ちの変化にも、「ひも付け」が関わっています。**

つまり、前項でお伝えしたジンクスの魔法にも、「ひも付け」という脳の働きが関わっているのです。

たとえば、前項の「トイレ掃除」で考えるならば、

「トイレ掃除」＝「成功」

ということをジンクスにして繰り返し行動することによって、不安や恐怖の感情を抑え込み、成功への期待値を高めています。

すなわち、「ジンクス」による影響を習慣にすることで、脳で「ひも付け」が起こり、思考と感情のバランスが整い、心の底からハラ落ちする感覚が起こるのです。

「ジンクス」×「ひも付け」＝「ハラ落ち」

これこそが、メンヘラな自分を克服するための方程式なのです。

この方程式は、人生を変えてしまうほどの影響力を持っています。

「報酬」によってひも付けを強めよう

うまく「ひも付け」をするためには「報酬」と「キッカケ」が大事です。

小さな成功体験を意図的に作り出すことで「やってる感」を引き出すことができます。

達成感や充足感は、継続するために必要不可欠です。

ジンクスによって成功しても、失敗しても、ジンクスと行動のひも付けができたときには「簡単な報酬」を用意しておきましょう。

私の場合、本書の執筆のため、米津玄師さんの「春雷」を聴きながら書きはじめるといい文章が書ける、というジンクスを作りました。

そして、ジンクスを守って作業をはじめられたなら、うまく文章が書けても、たとえ1文字も書けずに終わっても、「春雷」を聴きながら作業をはじめられたことの報酬としてスターバックスのチョコレートチャンククッキーを買ってあげるようにしました。

成功した日は、満足感によっておいしいクッキーが食べられますし、失敗してもクッキーによって自分自身を癒やすことができます。継続し続けるためには、こうやって脳を安心させるための「小さな報酬」が大切なのです。

そして、もう一つは、「キッカケ」です。

ステップ2では、感情が起こるキッカケについて数字によって整理してもらいました。

感情が起こるキッカケがどんなものかがわかっていれば、それを引き金にしたジンクスが作れます。


たとえば、職場で上司に叱責されたことがトラウマで、上司に報告しようとすることをキッカケに、イライラや自責の念が生まれるとしましょう。

この場合、**「上司に報告するとき」に過去の刺激を反芻している**と考えられます。

そこで、一日のうちで上司に報告する用事ができたときは、報告する前に、

「腕まくりをする」

「座右の銘をつぶやく」

「拳で机を軽くたたく」

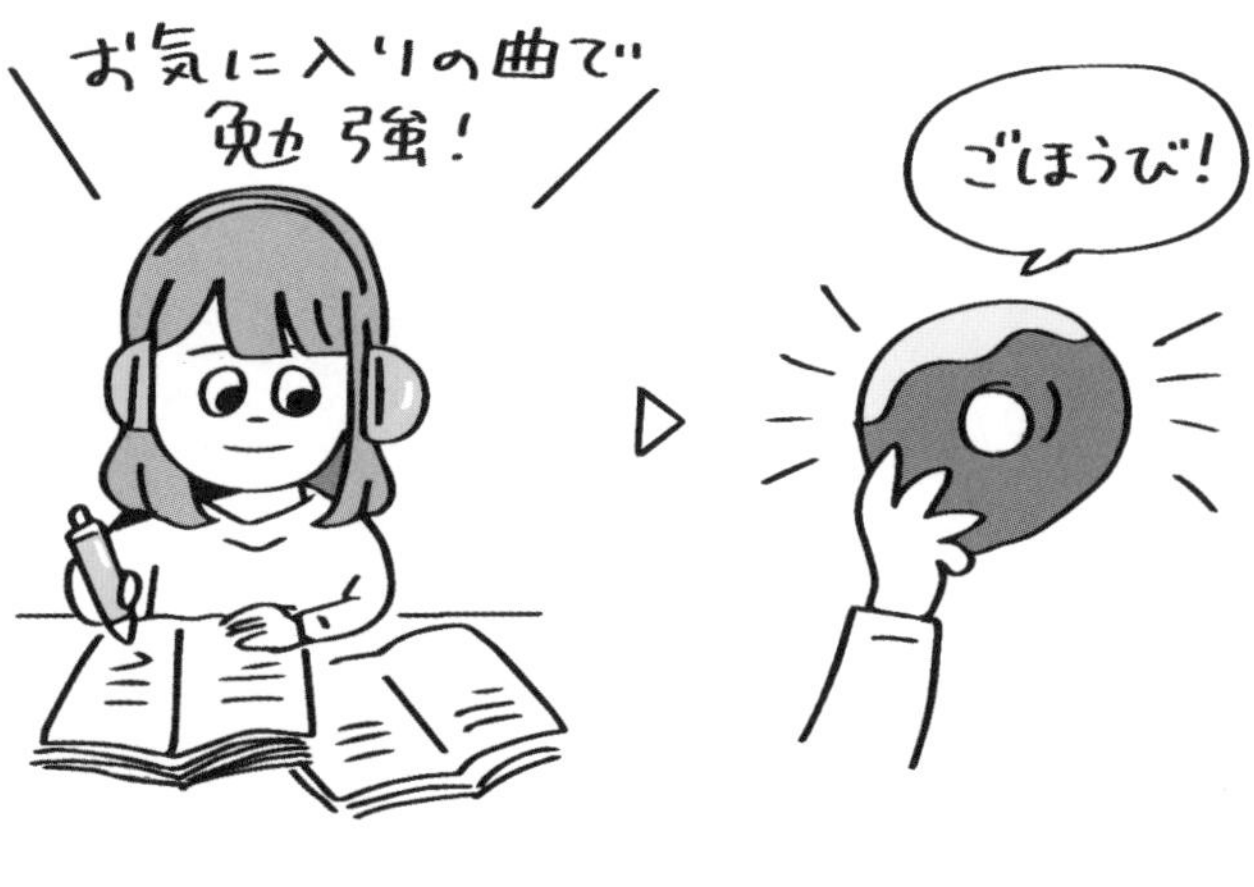

など、自分を鼓舞するようにします。

すると、脳に過去の出来事とは異なる刺激を与えることができ、成功へのひも付けがおこなえます。

キッカケそのものは変わらずとも、成功へのジンクスを付け足すことができるのです。

ジンクスのひも付けは、こうやって私たちに勇気を与えてくれます。

戦場に向かう人たちは、日頃から厳しい訓練や、トレーニングを繰り返すことで、戦いへの失敗や恐怖を克服しているそうです。

「ジンクス」×「ひも付け」＝「ハラ落ち」

によって、メンヘラになってしまう自分を克服し、ほんの少しでもラクに生きるように考え方を変えましょう。

＊

2章ではメンヘラな自分を克服するために、「理性的な私」を育てて、「感情的な私」をうまく乗りこなすための具体的なステップについてお伝えました。

「感情」が先立ち、メンヘラになってしまっているときは、「考え方のクセ」という針が刺さったままになっています。

この針を抜くために、

- ステップ1　自分がどうなりたいかを妄想する（認知）
- ステップ2　自分の邪魔をする感情を数字で観察する（感情）
- ステップ3　ジンクスを取り入れて感情をコントロールする（行動）
- ステップ4　ジンクスを繰り返すことでひも付けする（廻転）

という4つのステップによって、「ハラ落ちした体験（コンビクション）」に至り、思考と感情のバランスが整えられます。

どんなに素晴らしい方法論でも、**あなた自身が「やってる感」を持ってくれなければ意味がありません。**

もし、ここまでを読んでみて、

「なんか難しそう」

「ちょっとやったけどうまくいかなかった」

と感じた人は、いったん保留にして休んで大丈夫です。

すべてをすぐに完璧におこなう必要はありません。

なぜなら、前述したように「失敗は奇貨」だからです。

うまくいかなかったことで余計にイライラしたり、自信をなくしてしまっては本末転倒です。


次の章では、より具体的に体験してもらうため、このステップによって実際にラクになった人たちの体験をシェアします。

2章だけで完璧を目指す必要はありません。

「なんとなく理論はわかった」くらいに受け止めていただければ「大成功」です。

第3章

「メンヘラなとき」を脱した6人の話

「実例」を知ることで、あなたも実践してみよう

「感情的な自分」のままでいると、メンタルが病みやすく、「生きてるだけでしんどい……」と感じてしまうことがあるでしょう。

そんな自分を変えるためには、「理性的な自分」によって自分で自分を「ハラ落ち」させることが大事なのでしたね。

前章で、その方法はお伝えしました。

しかし、**まだ実践するためにはイメージが固まっていない人も多いでしょう。**

実践するためには、

「あの人はこういう方法でうまくいった」

という、成功事例を知ることが近道です。

そこで3章では、イメージを明確化し、実践しやすくするために、実際にあった例を紹介したいと思います。

この章は、すべてを読む必要はありません。

まずは61ページの「6タイプ」を振り返ってみてください。その6タイプと本章の例は対応しています。

あなたは、どのタイプになる瞬間が多かったでしょうか。

そのタイプの人の実例を読んで、あなたなりの「ジンクスづくり」や「ハラ落ちする体験」を生み出しましょう。

自分でもあきれるくらい極端な性格
――「二極型な私」の場合

私の知り合いに、恋愛下手なアキさん（仮名）がいます。

アキさんは、自分でもあきれるくらい極端な考えの持ち主でした。

いわゆる「恋愛体質」で、優しくしてもらうと、

「その人のためならなんでもしたい！」

と、過激なアプローチをしてしまいます。

それが恋人へと発展するのはいいのですが、あるとき彼氏が自分にとって気に入らないことをすると、途端にドミノが倒れるように、「嫌い」へと転換してしまうのです。

自分からアプローチをしているときはあんなに幸せいっぱいなのに、急に「冷める」ので、それが原因で破局するということを繰り返していました。

やがて婚期が遅れ、実家へと戻ったタイミングで、

「このままではいけない」

と、私のもとへと相談をしにきたのです。

アキさんは次のように話しました。

「昨日までは彼のことが大好きだったのに、連絡の行き違いがきっかけで嫌な気持ちが溢れてきて、今日は彼のことをシカトしてしまいました。過去には、勝手に彼の持ち物を処分してしまったときもありました……」

アキさんは、そんな自分の悪い面を「性格のせい」と考えていました。

だから、「こんな私だからどうしようもない」と、諦めていたのです。

「冷めちゃう私」を変えるには？

私がアキさんに話したことは、「はじめに」で述べたように、自分を変えることができるということ。

そして、116ページで述べたように、「自動思考に気づく」ということです。

私から見ると、アキさんの性格は人当たりがよくて、誰でも好印象を持つようなタイプです。だから、自分で性格のせいにして諦めることは可能性を狭めてしまうだけに思えたのです。

早速、取り組んでもらったのが、2章の「ハラ落ちまでの4つのステップ」です。

まずは、ステップ1として自分の目標とする姿を一緒に妄想しました。

「朝起きて、朝食を作っているうちに彼氏も起きてきて、おはようのキスをしたい」

「ゆったりした音楽をかけて、ボーッと外の景色を見ながら朝食をとりたい」

「夜は一緒に夕食を作って、家事は分担して、子どもを寝かしつけて、人並みだけど幸せなことを実感しながら寝たい」……

と、理想の生活を思い描いてくれました。

ここでつまずく人も多い中で、アキさんは理想を語ることは得意のようでした。

次に取り組むのが、「数字で書き出す観察」です。

前に別れた彼との関係について、振り返ってもらいました。

「イライラしたのは、いつ、どこでなのか」
「それがこれまで何回くらいあったのか」
「そのときにキッカケとなった出来事は何だったのか」

すると、アキさんが冷めるきっかけになったのは、明らかに「同棲を始めたタイミング」だということがわかりました。

その瞬間によく「メンヘラっぽくなっていた」のです。

そもそも同棲をしたいと切り出したのはアキさんからだと言います。

同棲するようになると、彼のプライベートな面がよりハッキリ見えるようになりました。

それまでは見ないようにしていた彼の嫌なクセや合わない価値観のことが、どうしても許せなくなってくるのです。

その結果、先ほどの理想からかけ離れたことになり、将来が思い描けずに「冷める」ということになっていた。

そのように、アキさんは自らの「感情的な自分」に気づくことができました。

どうやら、同棲する前に、

「相手の悪い面を見ないようにする」

というクセがあったようです。

そのせいで、後から一気にそれが見えるようになってしまい、極端に「嫌い」にまで振り切ってしまうのです。


ただ、人は誰しも、いい面もあれば悪い面もあります。

あのマハトマ・ガンディーも「ダメな夫だった」と、妻のカストゥルバ・ガンディーが後に漏らしています。

そんな「人には悪い面もあって当たり前」ということが、頭では理解できていても、心では納得できず、アキさんは彼のことを理想の相手としてだけ見てしまう。

うまくいくカップルであれば、

「そういう悪い面もあるか」

と、その場で受け止めることができたり、付き合いはじめのときから指摘しあったりすることができます。

それが、アキさんの場合は、すべて溜め込んだ後なので、極端な行動になってしまうのです。


そうして、同棲をする前のタイミングから、彼の悪い面も見るようにしないといけないことに気づいたのです。

そして、ステップ3は、「ジンクスづくり」です。

「彼と同棲をしないと『寂しい』という気持ちが解消できない……」

そのように語るアキさんに、「寂しくなったとき」におこなうジンクスを考えてもらいました。

アキさんが作ったジンクスは、

「寂しくなったら、フリマアプリに物を出品する。もしくは、出品準備だけをする」

ということに決めました。

「物を手放す瞬間に、気持ちよさを感じるんですよね」

と、アキさんは言います。

彼女はもともと、フリマでの出品や断捨離が好きだったので、寂しくなったときには、そのジンクスに取り組むことにしてもらいました。


実際に、ジンクスをやってみると、寂しさが紛れる感覚をおぼえたと言います。

一度それがうまくいくと、あとは「理性的な私」によって感情をコントロールして日々を送ることができます。

ジンクスを取り入れることで、「彼が自分から離れてしまうかもしれない」という不安な気持ちも徐々に落ち着いてきたと語ってくれました。


彼氏とすぐに同棲して距離を縮めようとする彼女の気持ちは、「相手を信じきれない」という不安感を表していたのかもしれません。

「いつか自分から離れるかもしれない」

「自分が捨てられるかもしれない」

そんな焦りによって、関係性を早めていたのかもしれません。

しかし、こうやってジンクスを取り入れて「寂しい」という「感情的な私」を乗りこなすことで、「彼氏と離れていても安心できる」という、「ハラ落ちする体験」へと至ることができたのです。

「二極型」への処方せん

さて、以上が「二極型」のアキさんのケースでした。

ちなみに、精神医学的には、「極端な考え方」は、愛情不足が原因で起こることが多いと考えられています。

あなたの子どもの頃を思い出してください。

極端な考え方をしていませんでしたか。

普段は優しいお母さんが、あるときに「コラッ！」と声を荒げて叱っただけで、「大嫌いだ！」と、感情が抑えられなくなったときがあると思います。

子どもは、人の評価がコロコロ変わりやすく、大人に比べて短絡的です。

- 怒らないママ　↓　味方だから好き
- 怒るママ　↓　敵だから嫌い

というように、２つの評価しか持っていないのです。

ここから、長期的に愛情をしっかり与えられて育つと、次第に子どもは、

「怒るママも怒らないママも、どっちも大好きなママ」

と、一人の人間の裏表をきちんと認識できるようになります。

一方で、愛情が与えられずに育ってしまうと、

「ママは怒るから嫌いだ」

という一面しか見ることができず、不信感が強まったまま成長してしまうのです。

その後、あらゆる人間関係において「冷めやすい人」になりやすくなります。

ネットを見渡すと、極端な考え方がエスカレートしている場面をよく見かけます。

「推しが結婚の報告をした途端、結婚相手を貶めるようなブログを書いてしまう」など、距離感を間違えてしまう厄介なオタク（厄介オタ）は、「二極型」になってしまっています。

厄介オタの歴史は古く、有名な探偵小説「シャーロック・ホームズ」シリーズの中で、主人公のホームズが亡くなったときには、「ホームズを復活させろ」と原作者のアーサー・コナン・ドイルのもとに脅迫状が届いたそうです。

「自分の理想どおりでないと受け入れられない」という、厄介な感情は、昔から人々を悩ませてきたのです。

最近よく聞くのが、

「友人が違う意見を持っているだけで、その人のすべてがイヤになった」

というような声です。

自分の中のルールが強すぎるせいで、周囲の人と衝突したり、先ほどの厄介オタのようになったりしてしまうのです。

そんなときに振り返ってほしいのが、次の５つの考え方のクセです。

- 「すべてが無か思考」：完璧主義で自分ルールのとおりにしか考えられない
- 「一般化」：「ふつうはこうでしょ？」のふつうがズレてることに気づかない
- 「心の読みすぎ」：根拠がないのに「こう思ってるに違いない」と決めつけすぎる
- 「～すべき思考」：他人に対しても「～すべき」とすぐに考えてしまう
- 「マイナス化思考」：いったん否定的な意見が生まれると修正できない

こんな考えが自分にも当てはまっていないかどうか、考えてみてください。

やめたくてもやめられない
――「依存型な私」の場合

「異常に尽くす男性」であるコウジさん（仮名）の話です。

恋人の言うことを何でも叶えたり、夜中に呼び出されても笑顔で来てくれるような人は、素敵でしょうか。

尽くすことに満足感を見出すタイプは、一見、美しく見えます。

しかし、「どれだけ相手に尽くせたか」ということだけが愛情の深さだと勘違いしてしまうと問題が起こります。

コウジさんは、好きな人ができたら、まずは高価なプレゼントを買ってあげたり、高いレストランに連れて行くことから始めます。

ただ、知り合って間もない人から、高額なものをもらっても、素直に喜べないでしょう。

だいたいの異性は引いてしまいます。

プレゼントだけでは相手との距離は縮まりません。

無事に付き合えたことも何度かあったとコウジさんは言います。

その後の思いを聞くと、

「自分が尽くしたぶん、相手の気になるところをダメ出ししたり、行動を制約するようなことがあったかもしれません」

と話します。

おそらく一緒にいる相手を疲れさせてしまい、関係が長続きしないのでしょう。

「パートナーへの依存」をどう変える？

コウジさんは、ふだんの仕事や生活では、相手に固執しないと言います。

しかし、こと恋愛になると急に視野が狭くなって、相手のことを束縛したりしてしまいます。

仕事中にもパートナーのことを考えたり、ＬＩＮＥへの返事が遅いとソワソワするようなことが増えたりして、仕事にも支障が出始めてしまうと言います。

このように、特定の人に依存しすぎる人は、「自分には魅力がない」という思い込みが強すぎることがあります。

コウジさんの発言の中にも、

「誰かと仲良くなりたいけど、自分には他人に好かれるような魅力がないんです……。みんなはこんなこと考えないんでしょうけど」

という思い込みが見られました。

また、自分の意見を言うときに、「みんなが言ってる」「普通はこうする」と、主語が大きくなるところにも、依存体質が見られます。


彼自身、自分の依存しやすく流されやすい性格を自覚しており、

「こんな自分がイヤで仕方がない、消えてしまいたい」

とさえ言い出す始末でした。


ただ、ここで1つ、コウジさんが勘違いしていることがあります。

それは、「依存しやすいところを変える必要なんてない」ということです。

人に尽くし、献身的な面は、他人への優しさでもあります。

これは彼が持つ大切な個性なのです。

彼が変えなければいけないのは、依存的な体質ではなく、その表現方法です。


人には「好きなもの」があります。

「ゲームが好きでそれだけできれば人生満足です」

「おしゃれが好きで買い物しているのが何よりの時間です」

など、「好き」という感情は、生きる原動力になります。

そんな原動力を潰す必要はありません。

「好き」を理性でとどめ、「依存」にならないようにするには、ジンクスの魔法によって表現方法を変えていくことです。

好きなパートナーのことを考えすぎてしまうときに、

「頭んなかがメンヘラになっている！」

という気づきをすることから始めてもらいました。

それだけでコウジさんは、「そんなことは考えもしなかった」と、救われた感覚になったそうです。

この感覚を見失わないうちに「理性的な自分」で自分をコントロールするため、ジンクスの魔法を取り入れていくことにしました。

「高額なものをプレゼントする」という表現方法を変え、

「相手のことが気になったら自分磨きをする」

というジンクスを作りました。

時間とお金が負担にならない程度に、「スキンケアをする」「古い服を捨てて清潔感のある服を揃える」などを実践するようにしました。

ここで重要なのは、相手のことを考えながら行動をするということです。

最初のうちはコウジさんの中に恥ずかしさがあり、「スキンケアをするなんて、自意識過剰でナルシストと思われないか」とドキドキしたようですが、周囲からの反応はとても良好でした。

「なんか顔色が良くなりましたね」

「明るくなった感じがします」

と、周りから言われるようになり、ジンクスはどんどん習慣化しました。

こうなってくると、いいスパイラルが生まれます。

外見だけでなく、それに見合う内面も大事だと考えるようになり、「読書する」「習い事をする」「しゃべり方に気をつける」などの行動にもつながっていきました。

１０３ページでも述べたように、「理性的な自分」でいるためには、「自信」が大事になります。

その自信を手に入れたコウジさんは、

「心に余裕が持てるようになった」

「パートナーとの関係でも、焦らずに向き合えばうまくいく」

「束縛しなくても他人は逃げない」

と、理性によって距離をとることができるようになりました。

理性によって感情をコントロールする、まさに「ハラ落ち体験」がやってきた瞬間です。


特定の人やものに依存して生きることは、とても苦しく、ツラいことです。

それを失うことがとてつもなく怖いからです。

しかし、ジンクスによって自信を取り戻せば、そこまで依存しない状態で安心して暮らすことができ、そのほうがラクなのだと納得できます。

映画「ショーシャンクの空に」で、

「刑務所の壁はおかしなものだ。最初はそれを憎み、次にそれに馴れてゆく。時間が経つにつれ、それに依存するようになってしまうんだ」

というセリフがあります。

誰しも、依存体質になりたくてなっているわけではありません。

生きていくため、生活を続けていくために、気づいたら依存体質になっていたのです。

私が知る依存体質の人は、そんな方々ばかりです。

「依存型」への処方せん

あなたにも、

「この人がいないと生きていけない」

「誰かを頼らないと決めることができない」

という依存体質を感じることがあるでしょう。


学校で一人行動をすることは他人の目が怖いですし、好きな人から既読スルーされると不安になりますよね。

その程度なら、誰しもが体験することです。

ただ、それによってイライラが止まらなくなったり、相手に迷惑をかけたりしてしまうと、問題が生じます。


また、「好き」という感情があるので、それを押さえつけて我慢することが逆効果だったりします。

「好き」と「依存」の間はグラデーションがあるのです。

その違いは、「理性的な自分」によってコントロールできる範囲かどうかです。

「ゲームが好きだけど、休みの日だけにしよう」

「プライベートの連絡は仕事が終わってからにしよう」

と、自分で自分を動かせるのであれば、まったく問題がありません。

これが依存になると、「すぐにやらないと死んでしまう」と思いつめてしまうのです。

依存を続けるのでも、依存をやめるのでもない、「第三の選択肢」が必要ということです。

流れに逆らおうとするのではなく、別の道を作ること。

先ほどのコウジさんは、「自分磨き」でしたが、あなたなら何を選択するでしょうか。


依存の根底には「救済体験」があります。

どうしても仕事がキツい日々が続き、ある日、ふとサウナが目に入り、リフレッシュしたとしましょう。

すると、「サウナに入ればラクになれる」という救済体験になります。

その体験を1つではなく、2つ3つと、選択肢を増やすのです。


「これが答えだ」

「あの人が運命の人だ」

と、感情的になるかもしれませんが、それが行きすぎないように理性で考える。

その考え方を身につけるようにしましょう。

心が空っぽで楽しくない
――「空虚型な私」の場合

外資系企業に勤めるエリコさん（仮名）は、「人に言えない息苦しさ」を感じていました。

バリバリと毎日忙しく働いていたエリコさんですが、いつか結婚して子どもを持つことが夢でした。

それから、彼女は同じ職場の男性とのお付き合いを経て、めでたく結婚。子どもも生まれ、順調な人生を送っていました。

それだけを見ると、「幸せに満たされた人」であるエリコさんですが、一人でいる時間があると、なぜかストンと満たされない思いが出てくるようになり、「自分の人生ってなんだろう？」と、漠然とした悩みで頭がいっぱいになるようになりました。

次第に、家族と一緒のときにも、そんな考えが出てくるようになってしまったのです。

そのことを夫に相談しても、

「満たされている証拠だね。今が幸せだからだよ」

と、真剣に向き合ってくれません。

母親や友人も、同じような反応でした。

「幸せなはずなのにツラい」ということは、誰しもが感じることでしょう。

しかし、エリコさんはそのことに罪悪感を持つようになり、

「幸せなのに幸せと感じられない。そんな自分はダメな人間なんだ……」

と自分を責めるようになってしまったのです。

やがて、ご飯を食べても味気がせず、買い物すらも面倒になり、家から出ずに何もしたくないという、身体的なだるさまで生まれ、日常生活に問題が出てきてしまいました。

人に相談できない悩みというのは、その人の心を支配してしまう霧のように、モヤモヤと心を覆っていきます。

エリコさんも、**こんな悩みは自慢や嫌みに思われそう**で、どんどん人には言えない状態になっていきました。

こうやって霧がどんどん濃くなって、自分の気持ちがわからなくなってしまう人が、私のもとにはたくさん相談に来ます。

「満たされない私」をどう変える？

エリコさんから相談を受けて、ここまで語ったように、「ハラ落ちのためのジンクスづくり」を始めることにしました。

彼女の場合、悩みは初めから自分の中でハッキリしていたのですが、

「誰にも言えない」

「わかってもらえない」

と、悩みの「質」によってさらに頭を悩ませていたのです。

「幸せなのにツラい」なんて相談しても、「贅沢な悩みですね」と、一蹴されてしまう恐れもあります。

エリコさんの話を聞いていくうちに、彼女の悩みの本質が少しずつ見えてきました。

彼女は、「自分は満たされている」ということを必要以上に口にして強烈にそう思い込むようにしていました。

無理やり自分の気持ちを納得させていたのです。

バリバリ仕事をしていた人の特徴として、「本当はもっと人に認められたい」という気持ちを持ち続けることが多いです。

エリコさんも同じパターンでした。

しかし、結婚したことで、夫や子どものケアをすることが自分の務めと、自分で自分に責任を課していたのです。

他に何かやりたいことがあるのかを聞いても、

「家庭があるから無理です」

と、自分から可能性を閉ざしていました。

彼女には多くの他者から認められるべき「自己実現の場所」がなかったのです。

夫のことを愛していましたし、もちろん子どものことも大切に思っています。

ですが、自分自身が本当にやりたいことを見ないようにして、可能性を自分から潰すことで、いつしか自分に期待することをやめていたのです。

「いつも自分より家庭を優先する」ということは、美しいことのように見えますが、行きすぎると考え方のクセとして人を苦しめることになります。

ここで「ハラ落ち」へのステップが有効になります。

まずは、「自分が本当にしたいことを妄想してみる」ということです。

そう言っても、エリコさんは最初は乗り気ではありませんでしたが、家庭のことをいったん抜きにして考えてもらいました。すると、

「うーん……。まあ、もし時間があったら、ヨガや料理の教室に通ってみたいかな……。あと、家のことを考えず、何の目的もなく散歩もしたいかもしれません」

と、少しずつ外で自由にしたい欲求が出てきました。

そんな取り止めもないような話をしている最中であっても、「でも実際にはムリだし」とか、「できるはずない」と、自分の妄想をすぐに自分でかき消してしまうのがクセになっていました。

考え方のクセについて確認したら、次は「数字によって把握すること」です。

一日のうちでどのくらい外に出るのか、どんな時間にモヤモヤと考えることが多いのかなど、数字で振り返ってもらいました。

「午前中に家事を終えて一息ついた時間」や「昼ごはんのあと」、「寝る前に目をつむってい

るとき」など、手が空いた瞬間にメンヘラな瞬間があらわれることに気づきました。

人間の脳は、つねに新しい刺激を求めようとする器官です。

脳は、やることがないまま止まっていると、「もっと刺激を送ってよ」と急かすようなシグナルを発します。

そのシグナルに対して、「家庭のことがあるから仕方ない」というブレーキを踏み続けると、頭のなかでアクセルとブレーキを同時に踏んでいるような、いたたまれない気持ちになってしまいます。

そんな状態が続くと、「脳が進みたいのに止まったままでいる」という息苦しさでツラくなってくるのです。


あなたにも、「何もしていないこと」に罪悪感を持つことがあると思います。

やることがないとラクなように思いますが、実際は不安になるんですよね。

エリコさんも、「自分を甘やかすと、夫や子どもに対して申し訳ない気持ちになる」と言っていました。

アクティブだった彼女が、家庭の中で自らを制しすぎたせいで、「何もすることがない」と感じることが「キッカケ（着火剤）」になり、「ツラいと感じる（メンヘラになる）」ことに気づいたのです。

そこで、新しい方向へと自分を開放するようなジンクスを考えてもらいました。
「何もしていない」と感じたら、家庭の中で外に向かうような行動をとるようにするのです。

エリコさんが考えたのは、

「罪悪感がわいたらパンづくりをする」

というジンクスでした。

家事の落ち着いた昼ごろや、夜寝る前など、家族にも理解を得て、パンづくりに精を出すようにしました。

動画を見たり、本を買ったりして、新しい刺激を受け入れるようにしたのです。

すると、せき止めていたダムから水がドドッと流れ出すように没頭できるようになりました。

また、パンという成果物があることで、エリコさんの「自己実現したい」「他者から認められたい」という欲求も満たされていきました。

彼女の中では、「家族のためにもなる」という罪悪感を感じないジンクスであったこともプラスに作用しました。

「家族を心配させないためにも自己表現をすることが大切なんだ」と、理性的な自分によって感情をコントロールすることに成功したのです。

まさに「ハラ落ちをする体験」をした瞬間でした。

それからエリコさんは、「いつか自分のパン屋さんを持ちたい」と、目標を持つようになりました。

目標になるような生き方をしているパン職人さんに出会えたそうです。

家庭を大切にしながら新しいことを始めるのはとても大変ですが、目標やキッカケが見つかれば、みるみる人は変わるのです。

「空虚型」への処方せん

「やる気が出ない」

「なんとなく何もしたくない」

「楽しいってどんな気持ちだったっけ？」

そんなことを考えてしまうことは、誰にでもあります。要するに、「モチベーションが上がらない」という状態です。

ただ、何もしたくなくても、何かとっかかりになる感情はあるはずです。

「おいしいものを食べたい」

「美しいものを見たい」

など、漠然とした欲求でもいいのです。

仕事や勉強にモチベーションが湧かないのは、当然のことです。

しかし、メンヘラなときには、「好きなことまでが面倒くさい」という感情になってしまいます。

１４８ページの「二極型」では、感情の影響が強すぎて生きにくさが出てしまいましたが、「空虚型」ではその逆です。

感情の影響が小さすぎてツラいと感じてしまうのです。

精神医学では、過去のショックによって、心に負担がかからないように、あえて「心にカギをかける」という現象だと考えられています。

自分で支え切れないほど大きなショックが起こったとき、人はひどい不安や絶望を感じ、それを乗り越えるために「心を閉ざす」のです。

一時的に「心にカギをかけること」は有効です。

しかし、大事なのは、そのあとにちゃんとカギを外すということです。

ここで「理性的な自分」が大事になります。

先ほどのエリコさんのように、「なりたい自分」を妄想し、「前向きなジンクス」を取り入れることで、カギのありかを探すのです。

「空虚型」のメンヘラは、他人からはパッと見で「わからない」という特徴があります。

そのため誰かが手を差し伸べるのではなく、自分で自分をコントロールするしかありません。

自分はツラいのに、周りからは「何もしてない」「怠けるな」と言われることもあるでしょう。

ただ、**ボーッとするのは悪いことではないのです。**

「理性的な自分」によって、前向きなジンクスさえ作り出せば大丈夫です。

その第一歩は、無気力な自分に対して、

「メンヘラになっている」

と気づくことからなのです。

自分らしさがわからない
——「自己同一型な私」の場合

私の知り合いのモエさん（仮名）は、フラメンコの先生として活躍しています。

前項の「空虚型」と似ているのですが、「自分らしさ」を発見することで生きやすさを手に入れた方です。


大学を卒業して一般企業に勤めたモエさんは、退屈な日常生活を送り、「このままでいいんだっけ？」と自問して、悶々としていたそうです。

「私らしさ」が見つからず、メンヘラっぽさを抱えていました。

そこで何かを変えたいと思い、さまざまな国へと海外旅行をするように決めました。

だからと言って、簡単に生きがいが見つかるわけではありません。

海外にいても、多くは日本での生活と同じように、心の中がグレーになる気分だったそうです。

「私らしさ」をどう見つける？

そんなあるとき、スペインの旅行中に感動する体験をします。

それが、生で見た「フラメンコ」でした。

美しいダンスに魅了されたのはもちろん、

「こうやって全身でしなやかな動きを体験してみたい」

という思いに取り憑《つ》かれたのです。

その後、日本に戻ってからも、その気持ちは消えません。

多くの人は、また日常生活に戻るかもしれませんが、モエさんは違いました。

スペイン語を学び始め、「フラメンコ留学」があることも調べ、そのためにお金を貯めて働くことにしました。

そして目標金額に達すると、会社を辞め、フラメンコの本場であるスペインのセビーリャに留学し、レッスンを受けることにしたのです。

そこまで思い切った行動に移せたのは、知識があったからではありません。

何かを変えたいと海外旅行をし、息づかいが聞こえてくるほど臨場感のある踊りを見たからこそ、感動体験をしたのです。


「フラメンコを踊っているとき、私らしさを感じることができる」

と、モエさんは無意識に「ハラ落ち体験」をすることができました。

「私らしさ」というものは、このように予期せぬ出会いによって見つかります。


「私って何なんだろう？」

「このままでいいんだろうか……」

という「自己同一型」のメンヘラっぽさは、何か行動をしないと抜け出せないものなのです。

「フラメンコがいいんじゃない？」と他人から勧められたところで感動体験にはなりません。


モエさんの知らず知らずの行動によって、ジンクスの魔法がかけられたのです。


このように、「自分らしさ」だけは計画通りに簡単に見つかるわけではありません。

これまでのメンヘラの例のように、思いつくジンクスだけでは足りないのです。

過去の体験が重要になります。

80ページでは「面接」の例を紹介しましたが、経験ゼロからエピソードを語ることはできませんよね。

まずは何かをやってみることです。そのハードルを下げることによって、結果的に「自分らしさ」が見つかる近道になります。


その後、モエさんはフラメンコの先生の仕事を始めます。

そして、順調な人生を送ることができているそうです。

こう聞くと、「好きなことを本業にすると幸せだ」と思うかもしれません。

たしかに、モエさんはそれを見つけることができましたが、多くの人はそうではないかもしれません。

「好きなことを軸に就職活動をして、その業界に入れたのに、ツラいことが多い。だけど、好きで決めたんだから辞めることができない……」

そうやって、理性と感情が引き裂かれている人もいるでしょう。

ここでモエさんの成功例から学ぶことができます。

彼女は本業はもちろんのこと、お金にならないことでもフラメンコであれば進んで取り組むほどにフラメンコが好きでした。

無償で街のイベントに出たり、老人ホームでの催し物に参加したり、フラメンコを踊る機会はすべて引き受けていたのです。

ここまで好きなことは、「私らしさ」と言っていいでしょう。

しかし、そこまでの思いがないのであれば、仕事は割り切って取り組めばいいのです。

それを無理に「これが好きで、私らしさだから……」と追い詰めてしまっては本末転倒です。

「私らしさ」を見つけることも大事ですが、**そうでないものを諦めたり、とらわれすぎないようにすることも同じように大事**なのです。

モエさんほどの「自分らしさ」を見つけられれば、とても太い「芯」がつくられます。

彼女自身が、

「私には芯が強く備わっているように感じます」

と語っています。

その芯があれば、前向きなジンクスの機能を果たし、たとえツラいことがあっても、フラメンコを踊ることが「ハラ落ちする体験」となり、理性的に生きられるのです。

「自己同一型」への処方せん

「自分とは何だろう」

そんな悩みを、若い頃に感じたことがあるでしょう。

もしくは、歳をとり、定年を迎えてから考える人もいるかもしれません。

いくら「理性的な自分」で考えても、過去の体験には勝てません。

やったことのないことを知識で補っても仕方ないのです。


自分らしさが迷子になってメンヘラっぽくなっている人には、

「とりあえず外に出て、何かを見たり聞いたりしてみよう」

というアドバイスしかできません。

そして、「いつか見つかるさ」と、楽観的に構えることです。

放浪が好きな小説家のヘンリー・ミラーも、

「目的地というのは決して場所ではなく、物事を新たな視点でとらえる方法である」

という言葉を残しています。

動くことそのものが大事なのではなく、それによって多くのことを知った新しい自分に出会えることこそが、本当の目的地なのです。

そうして見つけた「自分らしさ」は、誰に何を言われようとブレることがありません。

世の中を見渡してみると、モエさんのように、好きなことを見つけて熱意を燃やしている人がたくさん見つかります。

そこからヒントを得るようにしましょう。

とはいえ、その人と自分を比べて「なんて自分はダメなんだ……」と落ち込まないことです。

実際に会えば、必ずエネルギーを得られると思います。

そのうち感動体験はやってくるはずです。

自分へのイライラが止まらなくなる
——「爆発型な私」の場合

会社員のユキさん（仮名）は、感情が抑えられずに人前で泣いてしまう悩みを抱えています。

本書の冒頭でも、職場で泣いてしまう女性の告白を紹介しましたが、ユキさんはもっと深い感情に対処することで、最終的には自分を変えることができた人です。

ユキさんは、周囲から大人しい印象を持たれていました。

少し引っ込み思案でしたが、友達もいて、いじめなどもなく、事務のアルバイトをこなしていました。

あるとき、仕事でミスをしてしまい、それを同僚がカバーしてくれた日のことです。

「大丈夫だよ」

と、声をかけられた瞬間、涙が止まらなくなってしまいました。

一人で家にいるときは泣いたりしないのに、**なぜか人前で泣いてしまうのです。**

そんな自分が嫌で仕方なく、自分への怒りが爆発して、さらに涙が止まらなくなると言います。

やがて職場の人に申し訳がなくなり、朝起きることができなくなったある日、無断欠勤をしてしまい、その日から出社することが怖くて仕方なくなったのです。

そうして休みがちになってしまい、アルバイトなので収入が減ってしまいましたが、貯金と両親からの仕送りでなんとか生活を続けていました。

私がユキさんに会ったのは、その後です。

人前で泣いてしまう悩みを両親や友達にも言えず、精神科へ相談に来たのでした。

「感情の爆発」をどう止める？

話を聞いていくうちに、彼女に必要なものや泣いてしまう理由について把握することはできました。

しかし、それだけでは本書の冒頭の女性のように「ハラ落ちした体験」には至りませんでした。

いくら精神科医が「こうするべきだ」「ここがおかしい」と指摘しても、「やらされ感が強い」という状態では人は変われません。

ここでも大事なのは、1つ1つ、ジンクスづくりを手伝うことです。

ユキさんは、なかなか自分の理想について妄想することができませんでした。

「そんなことまだ考えられません。無理です」と、拒否してしまいました。

そこで、時間をかけて、少し気持ちが安定したタイミングで、

「もし職場で泣かなくなったら、その後、どうなりそうですか？」

という質問から妄想するようにしてもらいました。すると、

「そうですね……。そうなったら、家族から自立して生活できそうですね」

と、理想を語ることができました。

どうやらユキさんは、両親に甘えてしまう自分がイヤで仕方ないようでした。子どもの頃から、かなり優しく接してもらってきたそうで、何を言っても否定されることなく、すべてを受け入れてくれたと言います。

だからこそ、「自立していつか恩返しできるようになりたい」という、彼女なりの「なりたい自分」が見えてきました。

そうやって両親の話をするとき、ユキさんは私の前でも何度か涙ぐむ場面がありました。理想の自分と今の自分を比べてしまい、そのギャップに嫌気が差し、涙が出てしまうそうです。

そこで、感情が爆発してしまうキッカケがどこにあるのか、その後の1週間の生活で「数字」によって振り返ってもらいました。

「一日に泣いてしまった回数」

「前日の睡眠時間」

「具体的な仕事の量」

「両親に電話する回数」……

数字で表せる情報を整理して、1週間の出来事をできるだけ細かく書き出してもらいました。

すると、彼女が泣いてしまうキッカケになるような習慣が見えてきました。

「両親と長電話した翌日は職場で泣いてしまう」

という特徴があったのです。

一人暮らしで仕送りをもらっていることにも罪悪感があるそうで、仕事に行けていないことも言い出せず、誤魔化していることも話してくれました。

どんな人でも、余裕がなくなったり、イヤなことが続いていると、イライラが止まらなくなってしまいます。

そのイライラが続いているうちに、あるキッカケによって感情が爆発してしまうのです。

「理性的な自分」が「感情的な自分」をコントロールできなくなる瞬間です。

ユキさんの場合では、普段から両親に感じている罪悪感や自責の念が積み重なり、「両親に電話で隠し事をした」ということが「キッカケ（着火剤）」になっていることに気づきました。

そうはいっても、両親と電話をしているときには安らぎを感じるそうです。

だから、無理に電話をやめさせることもできません。

感情が爆発するキッカケを整理した上で、ユキさんにジンクスをつくっていくように勧めました。

ユキさんがもっともイライラすることは、「自分が両親に嘘をつき続けること」でした。

ただ、「両親に隠さず素直に話してはどう？」と勧めてみましたが、彼女は明らかに狼狽し、強い拒否感を示しました。

「そうしたほうがいいのはわかります。でも、嘘をついていたことが恥ずかしくて、絶対に話すことができないんです……」

そう語りました。

「理性的な自分」は、このままではいけないことがわかっているようでした。

そこで、ジンクスづくりの出番です。

両親に電話をかける前に、何か前向きなことができないかを考えてもらいました。

「大声を出せば気がラクになりそうだから、好きな歌を1曲歌ってから電話します。そうすれば、両親に本当のことが言えるかもしれません……」

と、前向きなジンクスをつくることができました。

たしかに、人間は大きな声を出した後は、気が大きくなります。

とはいえ、いきなり真実を話すことは難しかったようです。

しかし、やってみると、いつもより自然体で話すことができたそうです。

母親から「いつもより元気そうね」と言ってもらえたことも励みになりました。

ジンクスを繰り返すうち、ユキさんは、自分の嘘を打ち明けることができたそうです。

ジンクスによってラクになる感覚を繰り返すことで、嘘を打ち明けた後のイメージが妄想できたのです。

優しい両親ですから、彼女の告白をそのまま受け入れて、「無理しなくていいよ」という言葉をかけてくれました。

後から聞くと、両親もユキさんが仕事に行けていないことが薄々わかっていたようです。

しかし、彼女の嘘を追及することはせず、気持ちに配慮していたそうです。

さて、ユキさんは、ジンクスづくりによって、「理性的な自分」で感情をコントロールすることができました。

本当にやりたかったことができたことで、大きな自信を得られたのです。

そんな「ハラ落ちする体験」によって、自分に対するイライラは少なくなり、久しぶりにぐっすりと眠ることができたようです。

その後も、ジンクスは続けてもらうようにしました。

それからしばらくして、ユキさんは両親のもとに戻り、実家近くの職場に再就職することになりました。

そして問題の「泣いてしまう」という悩みです。

さすがに、仕事中に大声で歌うことはできませんが、歌う要領で大きく「フゥ〜〜っ」と息を吐いて、呼吸筋をしっかり動かしてから緊張する場面に臨むようにしました。

ユキさんは、ジンクスによって手に入れた自信によって、「理性的な自分」でいられるようになったと話します。

彼女はジンクスによって、感情をコントロールすることに成功したのです。

さらに、「失敗しても大丈夫」という価値観を持つこともできるようになりました。

それは「やらされ感」ではなく、自分自身で見つけた気づきと、得られた体験があるからなのです。

「爆発型」への処方せん

イライラして感情が爆発してしまうのは、性格のせいでしょうか。

そうではなく、「自動思考」の影響が強すぎるのです。

過去のトラウマが強すぎる場合、同じような状況に陥ると反射的に怒ってしまったり、泣いてしまったりするのです。

自動思考の影響を受けやすいからこそ、「理性的な自分」で感情をコントロールすることができるようになれば、のちの人生は格段に生きやすくなります。

アンガーマネジメントという方法もありますが、この方法には「感情のキッカケを見つける」という視点が抜けているため、継続しにくいと私は思います。

「方法はわかっているけど、なんか続けられないんだよね」

ということをよく聞きます。

それは、ただ方法を「やらされている」という感覚でいることが大きく関わっています。

本書でも2章で方法論を語っていますが、それをなぜやるのか、あるいはどのようにやるのかをキチンと読者に説明し、納得して進めてもらうように配慮しています。

もっとも大切なのは理論ではなく、**いかにその理論を信じることができ、いかに自分が「やってる感」を得られるかどうか**なのです。

昔、「水素水」という水素分子が溶けた水が健康にいいということでブームになりました。

ここではその効果については検証しませんが、水素水を飲むことで「健康になった」「具合いが良くなった」と体感し、その効果を心から信じた人もいました。

その後、臨床データでは確かな効果は実証されませんでした。

ただし、水素水の効果を信じて飲み続けたことで、実際に良くなったと感じた人もいたのは事実です。

このような現象は、「プラシーボ（喜ばせる）効果」として広く知られています。

医者から薬と言われて処方されると、ただの砂糖を舐めさせても、具合いが良くなる気がします。

人によっては、本当に病気そのものが改善してしまう例もあり、人間の思い込む力には大きな影響力があることが、科学的にも明らかにされています。

つまり、「プラシーボ効果」を「理性的な自分」によって「感情的な自分」に向けて起こすことができれば、メンヘラな人は甚大な効果が得られるということです。

本書の2章の方法は、その効果の狙いも少し隠されています。

「いったん深呼吸すれば、うまく話せる」

「スマホの待ち受け画面の家族を見れば、緊張がとれる」

「手首に巻いた輪ゴムを弾くと、仕事のスイッチが入る」……

など、あなた自身が信じるジンクスを、どこまで徹底できるかによるのです。

そして、成功や失敗にかかわらず、ジンクスをおこなった自分を褒めることです。

その体験を、少しでも早く始めてしまうのがコツです。

人間関係リセット症候群かもしれない

——「自己破壊型な私」の場合

タツヤさん（仮名）には、連絡を絶ってしまうクセがありました。

はじめにでも述べたように、「人間関係リセット症候群」という言葉をよく聞くようになりました。ただ、それは正式な病名ではありません。

ストレスが溜まったり、うつっぽくなると、これまでの交友関係や社会とのつながりを断ってしまう。そんな「リセットのクセ」がついている状態のことを言います。

どんな人でも、面倒くさい人間関係の１つや２つは思い当たるでしょう。

しかし、タツヤさんは単なる「人間関係の整理」ではなく、人間関係を断つために会社を辞めることをしたり、スマホに入っている連絡先や、ＳＮＳのアカウント、その履歴に至るまで、とにかく自分と社会とのつながりをすべて消してしまいます。

タツヤさんには、「なかなか友達ができない」という悩みがあるそうです。

より正確に聞けば、

「他人との関係を長く続けることができないんですよね……」

とのことでした。

たとえば、彼が中学校を卒業したときの話です。

当時、学校で仲がよかった友人がいたのに、いきなり関係を断ってしまったそうです。

友人らに街でバッタリ会ってしまったときに、「なぜ？」「どうして？」と聞かれたそうですが、

「なんとなく会いたくない感じがして……」

と、うまく説明することができませんでした。

当時を振り返ると、

「一度終わった関係だと思うと、なんとなく会いにくい気持ちが強くなっちゃうんです」

と語ります。

そんな悩みは、社会人になっても続きました。

タツヤさんは、会社の中で部署異動を経験したとき、前の部署の人たちと連絡をとることがしにくくなったと言います。

部署は変わっても同じ会社ですから、エレベーターなどでまた顔を合わせます。

すると、自分からは話しかけられず、相手から話しかけられても、長引かせないようにしてしまいます。

そのうち、元同僚も気まずさを感じて、離れていくようになりました。

その一方で、家族に対してはこのような感情は持つことはないそうです。

友人や、会社の同僚、恋人に対しては、何かのキッカケで自分から疎遠になってしまうの

です。

なかなか人間関係が積み上がらない自分に、不安を抱えているようでした。

「友達」はどうやって作るのか？

さて、タツヤさんは、頭のなかでは「このままでは良くない」と理解しているにもかかわらず、感情では「会いたくない」と感じてしまっています。

このようなもどかしさは、まさにメンヘラの特徴です。

まずは、「頭んなかがメンヘラになっている」という気づきをしてもらい、「ハラ落ちのためのステップ」を実践しました。

ステップ1に関しては、**「人間関係をリセットしない自分になりたい」**という目標でスムーズに決まりました。

問題は、ステップ2です。何がキッカケになっているのかを、自分の行動の「数字」によって見つける必要があります。

タツヤさんには、これまでの人生を振り返って、**「リセットした回数」**を数えてもらいました。

最初は、中学生の頃でしたが、高校、大学、大学院、前の職場、今の職場（その中で2回）

と、７回以上もリセットをしていました。

それら１つ１つを思い出し、リセットが起こるまでの行動を思い出すことにしました。

「いつから会いたくないと感じるようになったか」

「会いたくないと感じたときの一日のスケジュールに変化はあったか」

「他にも、お金の使い方や趣味の時間に変化があったか」

「一人でいる時間はどれくらいなのか」……


そうやって数字を追っていくうち、「会いたくないな」と感じるようになるのが、「物理的な移動を意識したとき」に近くなることがぼんやりしてきました。


たとえば、中学卒業のときも、受験で合格が決まったときから、「会いたくない」と感じていたそうです。

会社でも、部署異動の当日ではなく、部署異動が通達されたときに、「関係を断ちたい」という気持ちが出てきたと言います。


１５８ページの「依存型」のときと同じく、「この人たちと離れなければいけないんだ」と感じたときに、恐れが生じ、自分を守ろうとしてしまっていたのです。

他に人間関係での悩みを聞くと、

「たしか小学校の頃ですかね。僕の親友が、他のクラスの子たちと仲良く遊んでいるのを見かけたとき、どうしても許せなかったんです。その晩もイライラして眠れなかったほどです」

と、嫉妬する気持ちを話してくれました。

同様の気持ちは、大学時代の友達に対しても感じました。

当時の友達がＳＮＳで結婚を報告して幸せそうにしているのを見かけると、自分が傷つけられた気がしたそうです。

どうやら、自分が傷つくくらいなら、自分から関係を断ったほうがマシだと思ってしまうようでした。

自分の心を守るために、人間関係をリセットするクセが機能していたのです。

さて、それを知った上で、タツヤさんはこのクセを直すべきなのでしょうか。

タツヤさんは、人間関係のリセットが、自分が傷つくことから守るための自衛の手段だったと気づき、

「無理をしてクセを直そうとすると、余計にツラくならないかな?」

と思うようになりました。

そんな気持ちが生まれたことは、喜ばしいことでもあります。

自分が嫌だと思っていた部分に対して、肯定的に見られるような新しい視点に気づけたか

らです。

そこで、第三の道として、もっとラクに生きられる方法について考えるようにしました。

タツヤさんの悩みの本質は、「長く付き合える友達がほしい」ということでした。

そこで、リセットのクセそのものをなくすことはいったん保留にして、

「リセットしてしまった関係でも、また修復できる」

という、友達をつくる方向性のジンクスについて考えてもらいました。

タツヤさんが考えたジンクスは、

「お気に入りのブックカフェでランチをとってから、午後に知り合いに話しかける」

というものでした。

このジンクスには彼なりにロジックがあり、

「午前中はみんな忙しくてピリピリしているけど、午後であれば話しかけやすい」

「ブックカフェで新しい知識を入れたほうが、他人との話題が作れる」

「そこのマスターが話しやすい人で、話しかけるウォーミングアップになる」

と、納得しやすい理由を考えることができました。


そして、ジンクスを生活に取り入れてみました。

ランチの後に、実際に知り合いと会ってリラックスして話すことができ、次第に「会いたくない」という気持ちが和らいだそうです。

事前にブックカフェで人と話すためのイメトレをすることで、自分から話しかけるときのハードルが下がったとも言います。

そうしてジンクスを積み重ね、やがて人間関係を断ったつもりでいた元同僚にも話しかけることができたとき、自分の中で「大丈夫だ」という感覚が芽生えました。

その後、その関係性をリセットしたくなる気持ちが起こることはありませんでした。

さて、タツヤさんの場合、「人間関係リセット症候群」という名前にとらわれて、それを治そうとするのではなく、「人と気軽に話したい」という本質的な問題に向き合うことが大事でした。

新しい交友関係を作り、人間関係によって自分をリフレッシュさせる新しい手段を見つけることで、人と話をすることに楽しさを見出しました。

そうやってハラ落ちする体験によって、「理性的な自分」が感情をコントロールできたのです。

人間関係のリセットに限らず、自虐や自責は、いわば精神的なリストカットです。

その瞬間だけ、ラクになることもあるでしょう。

しかし、だからこそ中毒性もあります。

「やめられない」「止められない」「八方塞がりだ」と感じているとき、92ページのチンパンジーのように、実は別のラクな道が見えていないときがあるのです。

その道を見つけるためには、「メンヘラなときがある」ということに気づき、現状を前向きにとらえてみることです。

「自己破壊型」の処方せん

人間は、人生にムダな時間ができてしまうのをとても嫌います。

「何もせずに1時間ボーッとしてください」

と言われても、きっとできないでしょう。

すぐにスマホに手が伸びるはずです。


そこまで時間が貴重であることを、「理性的な自分」は理解しています。

しかし、わかっていてもムダづかいをしてしまうのが人間です。

「タバコが体に悪い」ということを知らずに吸っている人はいません。

それと同じように、

「自己破壊的な行動をやめられない」
「自分を傷つけるのがやめられない」
という「自己破壊型」なメンヘラっぽさは、人間の弱い部分にあらわれてしまいます。

「自己破壊」という言葉だけを見ると、とても恐ろしいことのように思えます。

しかし、じつは誰しもが**「軽い自己破壊」**をしているものです。

意味もないネットサーフィンやムダ話をしている時間も、広い意味では「自分の寿命のムダづかい」であり、自己破壊と言えます。

それが軽ければ「ストレス解消」になるものが、「これしかない！」という感情によってエスカレートするのが、「自己破壊」へと進んでしまうメンヘラなのです。

リストカットやアルコールの一気飲み、カード限度額までの買い物……。

生活に大きな支障を与えるなら、それは治療を必要とする病気です。

しかし、本書を読んでいる人であれば、その一歩手前で悩んでいる人が多いと思います。

そうであれば、「理性的な自分」によってコントロールする術を身につけてほしい。

精神科医として、心からそれを願います。

ヤケクソでお酒を飲んでいるように見える人も、決して私たちと無関係ではありません。

何か訳があって、一瞬の安らぎを得るために、そうなっていると考えてみてください。

私たちは、他人に対してなら、いつだって「理性的な自分」でアドバイスができるはずです。


「飲みすぎは良くないよ」

「タバコは体に良くないよ」

と、簡単に言うことができます。

しかし、大事なのは、自分で自分を納得させる方法なのです。


さて3章では、6人の事例について紹介しました。

いずれも、私がこれまで会ってきた人たちを、個人が限定されない範囲で書きました。

彼ら6人の話を体感し、「自分とは違う」と思うのか。

それとも、「自分にも共通する部分がある」と思うのか。


もし後者であれば、必ずあなたは自分をラクに導けるはずです。

第4章

手ごわい「感情的な私」の対処法

それでもネガティブを
強化してしまう、
あなたへ

メンヘラになる自分を変えるためには、理性的な自分でジンクスをつくり、感情をコントロールして、「ハラ落ちする体験（トータル・コンビクション）」をするのが大切です。

そのように1～3章で述べてきました。

そんな「ハラ落ちする体験」はすごく役に立つ一方で、

「使い方を間違えると、ネガティブな効果を強めてしまう」

ということについても、触れておかなければいけません。

というのも、2章で述べた「ジンクスの魔法」は、マイナスな方向に働いてしまうと、ネガティブな思い込みを強化してしまう恐れがあるからです。

「私は、『絶対に』幸せになることはない！」

「今後の人生で自分が『絶対に』成功することはない！」

「僕には『絶対に』モテ期は来ない！」

というように、諦める気持ちをより強固にしてしまうのです。

特に、虐待やDV、いじめ、失恋などの大きなトラウマ体験が過去にあると、それに結びついたことをキッカケにして、ネガティブなハラ落ちをさせてしまいます。

たとえば、お酒を飲んで「ラクになった」と感じたことがあると思います。

取引先に怒られたり、職場で嫌なことがあったりして、ストレスを感じた日は、「パーッと飲もう！」と、お酒で解消するでしょう。

それによって、一時的に悩みや不安、ストレスを解消し、次の日には、「よし、頑張ろう」と切り替えられるのなら、なんの問題もありません。

しかし、その体験がクセになり、

「ストレスがあったらお酒を飲む。というより、お酒がないと生きられない。お酒だけが人生の生きがいなんだ」

と、依存症を引き起こし、体を壊してしまうと本末転倒です。


そのとき、脳内では何が起こっているのでしょうか。

最初は、「理性的な自分」によって、「お酒でストレス解消になる」と考えていたはずです。

それがいつの間にか、「これ以上飲んだらダメだ」という「理性的な自分」の声が自分に届かなくなり、「感情的な自分」が「もっと飲みたい」「現実を忘れたい」という思いをエスカレートさせてしまうのです。

このように、理性によって始めたことがネガティブな方向に結びついてしまう瞬間が、さまざまな場面で見られます。

異性からひどいことを言われたことで、「異性は自分の敵だ」と思い込んだり、好きな人に救われたことで、「殴られてもついていきたい」と信じ込んだりしてしまうのです。

それを見極めるのは、やはり**「理性的な自分」**が**「これ以上はダメだ」と気づくかどうか**です。

この章では、どうしてもマイナスな方向にハラ落ちさせてしまう人に向けて、手ごわい「感情的な自分」に対処する方法を紹介します。

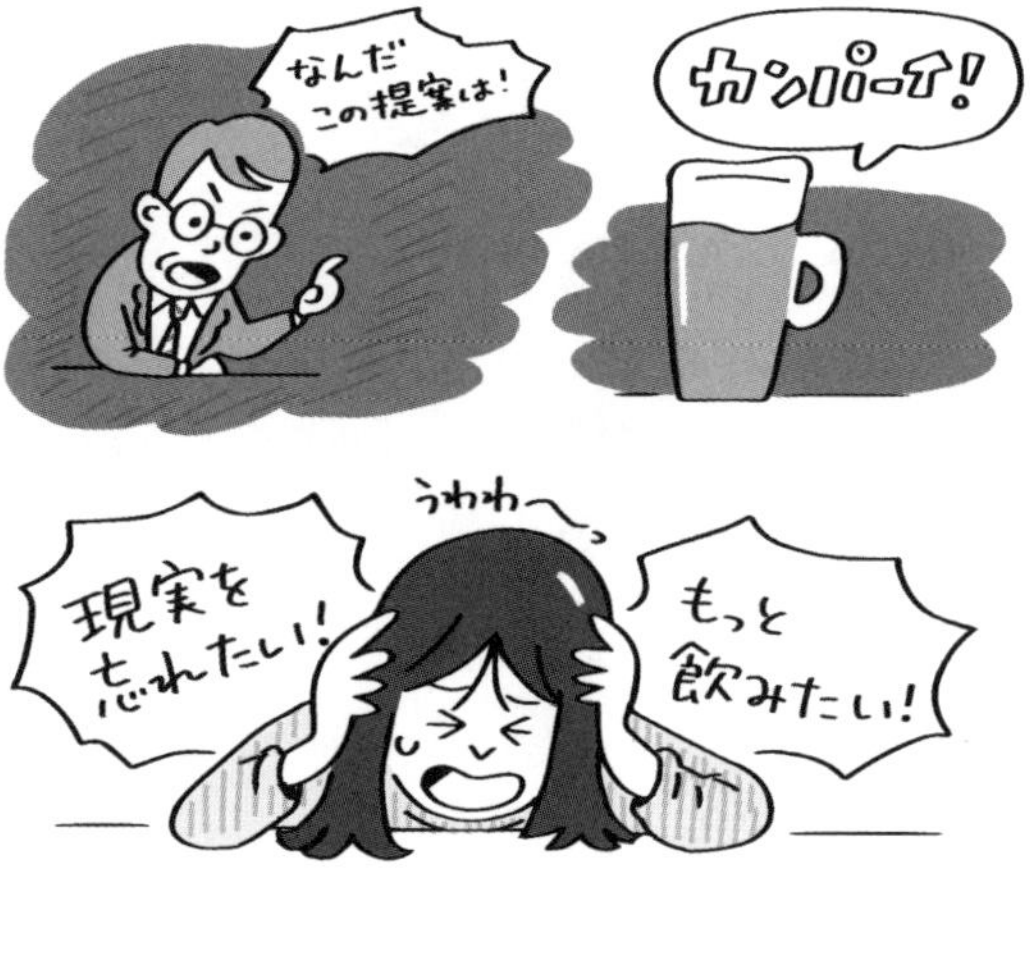

「私はこういう人間だ」という強い思い込みの末路

「ハラ落ちする体験」というのは、理性によって感情をコントロールできると起こる感動体験です。

頭で理解するだけでなく、実践してみてうまくいくと、「理屈じゃないけどなんとなく次もうまくいく気がする」と感じるはずです。

たとえば、たまたまカレーが出た日に仕事がうまくいく。

そんな偶然が2～3回も続くと、

「カレーを食べた日は仕事がうまくいく」

というジンクスが無意識に生まれます。

「なんとなくうまくいく気がする」という効果によって、自信がついたり、仕事へのモチベーションが高まったりします。

ですが、このジンクスが行きすぎるとどうでしょう。

「今日はカレーを食べ忘れてしまったから、きっと仕事がうまくいかない」

という、ネガティブな方向に振り切ってしまうのです。

これがまさに、ジンクスがマイナスへと結びつく瞬間です。

すると、カレーのことばかりを考えて、仕事が手につかず、本当に失敗を引き寄せてしまいます。

よかれと思ったジンクスづくりが、気づかないうちに新たなメンヘラを引き起こしてしまうこともあるのです。

過去の成功体験が手放せない人

ここで、ネガティブなジンクスによって孤立することを経験した教師の話をします。

中学校のベテラン教師のショウゴさん（仮名）は、「生徒を叱って指導する」という考え方のクセがありました。

数十年前、彼がまだ新人教師だった頃、ヤンチャな生徒にナメられることが多くあったそうです。

授業中に大騒ぎをされたり、それを注意しても無視されたり、うまく授業をすることができなかったのです。

そんなときに、当時のベテラン教師から、

「言うことを聞かない生徒は殴るしかない」

というアドバイスを受けました。それをキッカケに、

「言うことを聞かない生徒は叩くと直る」

というジンクスが生まれてしまいます。

生徒たちはショウゴさんのことを恐れるようになり、当時は、「問題児の多い学年を変えたすごい教師」として地域で有名になったと言います。

論理的にハラ落ちするジンクスと、行動することで得られた賞賛によって、彼の中では、「生徒は厳しく指導するべきだ」というハラ落ち体験が起こったのです。

そのジンクスが、彼の中でより強く影響して、生徒だけでなく、家庭や後輩の教師たちにも、厳しい指導をするクセが染み付きました。

時代が流れ、ショウゴさんはベテランと呼ばれる年齢になりました。

ご存じのとおり、教師による暴力は、見過ごすことができない時代になったのです。

すると、**一気にすべてのことがうまくいかなくなります。**

生徒からスマホを取り上げたことで保護者とトラブルになったり、大声で注意したことが恫喝だと苦情が出たり、教師たちの間でもハラスメント扱いをされたり……。

家庭内での衝突も増えるようになりました。

職場でも、家庭でも居場所がない。

ショウゴさんがジンクスを信じた先の未来は、悲惨なものだったのです。

誰からも期待されず、どうしようもない人と思われ、次第に自分のことを、

「必要とされない人間なんだ」

と感じ、人生に絶望します。

古い価値観も「上書き」できる

さて、ショウゴさんの話を聞いて、どう感じたでしょうか。

「古い人間の価値観はどうしようもない」と思ったかもしれません。

しかし、多かれ少なかれ、ショウゴさんのように、過去の成功体験によって価値観が出来上がってしまい、それに縛られて生きにくさを感じることはあるでしょう。

あなたが今、当たり前だと思っていることも、数年後には違和感のある行動になるかもしれません。

本書で作り上げたジンクスでさえ、いつか手放すときが来るかもしれないのです。

でも大丈夫です。

そのときに、またもう一度、自分で自分に気づきを与えれば、あなたは変わり続けることができます。

先ほどのベテラン教師に足りなかったことは、どうやって自分がジンクスを作ったのかを知らなかったことです。

たまたま過去にうまくいってしまった「暴力」を、自覚することなく受け入れてしまっていたのです。

同じように他のジンクスを「理性的な自分」によって起こせることを知っていれば、新しい教育方法をすんなり試すことができたでしょう。

どんな人間でも、いつからでも、ポジティブな方向へのハラ落ち体験を生み出すことができるのです。

たとえば、教育書を読み、理性的な自分が納得した方法を実践し、生徒や親御さんから、

「一見、怖そうだけど、話せばわかる、いい先生ですね」

という評価を実感できれば、きっと変われたはずです。

マイナスのジンクスを捨てるには、いつだって前向きなジンクスが有効なのです。

ネガティブな自分を変えるには、それがはじめの一歩なのだと、まずは認識してください。

「苦手意識」と向き合うために、やっておくこと

「私は○○が苦手です」

と、苦手意識を強く持つことがあると思います。

本当に苦手かもしれませんが、正直、必要以上に「苦手であること」を思い込んでいる気はしませんか。

じつは、拒絶することには「そうしているほうがラクだから」ということも側面としてあるのです。

人から言われて少しだけやってみたゲームがあまりうまくいかず、

「ゲームは苦手だから」

と、すぐに投げ出すことはできますよね。

もちろん、そうやって決めることも人生を生きやすくする方法だと思うのですが、**中には向き合わないといけないとき**もあります。


たとえば、異性との問題です。


「キモいと言われて女子から避けられていました」

「容姿をバカにされたことで、男子と会話することができません」

というように学生時代にトラウマがあると、「異性が苦手だ」という苦手意識を持ちます。

しかし、成人してもそのままでいいのでしょうか。

おそらく、どこかで乗り越えないといけない試練が訪れますよね。

あるいは、職場でなんとなく苦手な人がいるかもしれません。

それも同様に、仕事の現場では一緒に1つのことに取り組まないといけないでしょう。

「苦手だ」と決めたものから逃げ続けられるほど、人生は簡単ではないんですよね。

「拒否反応」を乗り越えるには

とりあえず「苦手である」ということにしておいて拒否をする行動は、自分を守ります。

しかし、それが原因でより問題がこじれるような場面があります。

たとえば、「ケンカの後の仲直り」のような瞬間です。

ケンカした相手から「ごめんね」と歩み寄ってきたときに、頭では許そうとしても、冷たくあしらってしまうことがありませんか。


「本当は許したほうがラクになるのに……」

と、理性的な自分のことをどうしても受け入れられず、反射的に拒否してしまうのです。

こうやって、理性と感情が噛み合わず、メンヘラな自分をこじらせてしまったとき、いったい何が起こっているのでしょうか。

理性と感情のギャップによって苦しめられると、人は「どうしてそうなったのか」を自分で納得させる答えを探そうとします。

「自分には友達ができないからだ」
「そもそも○○出身の人が嫌いだ」
「恋愛なんて向いていないんだ」

と、あきらめたり、決めつけたりしてしまいます。

ネガティブな方向へ、理性的に考えてしまい、感情を整理させてしまうのです。

もちろん、こうした応急処置によっても心は安定し

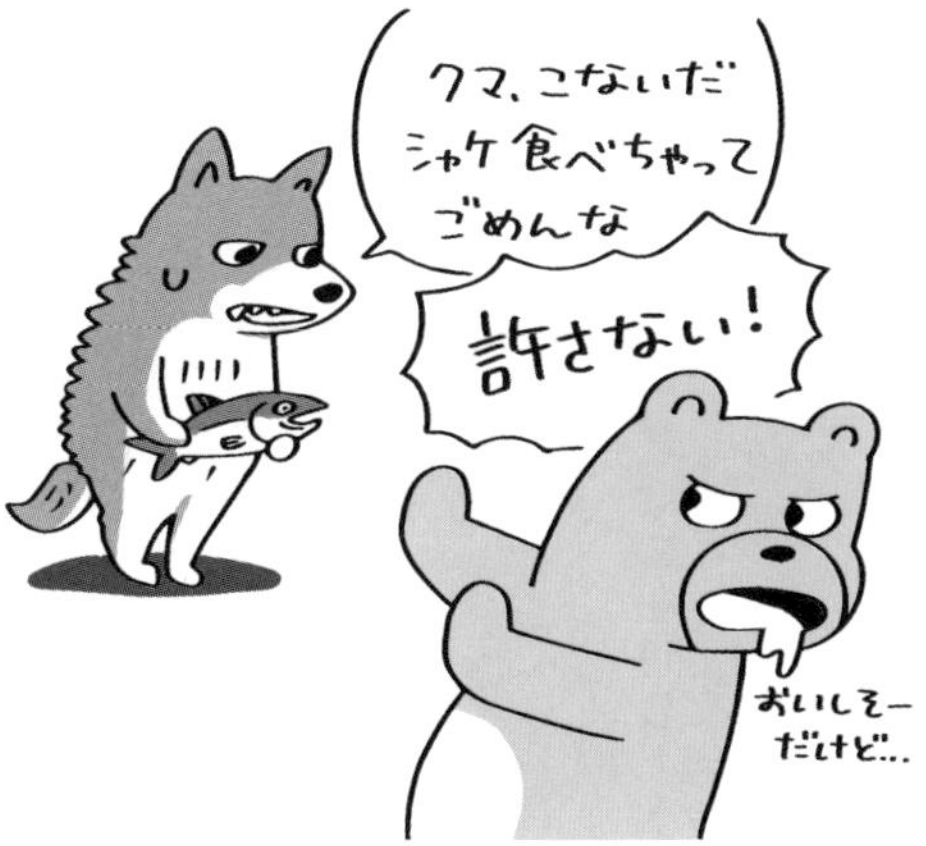

ます。

しかし、時間が経ってくると、理性は「このままではいけない」と考えるようになります。

そう、あくまで「応急処置は短期的なもの」なのです。

94ページで述べたように、自分のことを第三者として書き出してみると、そのことがわかってきます。

そして落ち着いてきたら、やはり「理性的な自分」によって、前向きなジンクスづくりをして苦手意識と向き合っていかないといけないんですよね。

たとえば、あなたが感じている、いかなる苦手意識も、「英語への苦手意識」と同じようなものだと考えてみるとどうでしょう。

「英語が話せない」

「英語が苦手だ」

と、日本人の多くは考えます。

しかし、英語圏で暮らしている人は、話せるようになって当たり前です。

もし、職場に日本語が話せる英語圏の外国人がやってきたらどうでしょう。

あるいは、あなたが恋に落ちた相手がそうだったとしたら。

そうして英語で話す人を身近に感じていくうちに、
「英語なんて慣れれば簡単なんだ」
と、意識が変わるようになります。

苦手意識や恐怖心は、**「なんとかなりそう」という思い込み**がキッカケになると、どんどん克服できるようになるのです。

だからこそ、「ハラ落ちする体験」のステップ１は、「なりたい自分を妄想してみる」ということから始めました。

どんなに英語が苦手でも、まずは「海外でバリバリ働いている自分」を妄想することが最初です。

今あなたの中にある苦手意識も同じです。

そのような順番で、応急処置の後に、ゆっくりと考えるようにしてみてください。

「感情を殺す」と「感情のコントロール」は違うこと

ここまでの内容で、次のような拒否反応があったかもしれません。

「それは理性によって感情を殺しているようなものだ」

そんなことが頭をよぎったでしょうか。


どんな人でも、感情と理性があります。

その両方が、シーソーに乗っているように、頭のなかでバランスをとっています。

どちらかにずっと偏っていることはなく、常にお互いを行ったり来たりしているのです。


ということは、誰しもが「理性的になる瞬間」というのが訪れるのも確かなのです。

本書では、その瞬間の自分をつかまえて、どのように考えればいいのか、どういうステップを踏めばいいのかを解説しています。


今あなたが、こうやって読書をしている時間は、特に「理性」が働いていると思います。

理性が優位になっている隙に、どうか本書の内容を実践してもらいたいんですよね。


ということで、あらためて「感情のコントロール」について、ここで理解を深めてもらおうと思います。

理性と感情は、チグハグになることがあります。

たとえば、子どもの頃、好きな子に意地悪をしたことがないでしょうか。

前から気になっていた子に急に話しかけられて、つい無視をしてしまったり、意地悪なことをしてしまったという経験は、誰にでもあると思います。

考えてみれば不思議な話です。

好きであるなら、自分から近づいて行って、「遊ぼうよ」と言えばいい話です。

どうして矛盾した行動をとってしまうのでしょうか。


そこには、「羞恥心」と「恐怖心」という2つの感情が関わっています。

「好きだということが周りにバレるのと恥ずかしい」（羞恥心）
「陰で噂話をされたり、相手から拒絶されるのが怖い」（恐怖心）

そんな感情によって、私たちの行動は簡単に左右されてしまいます。

子どもの頃は特に自分の感情に対処できず、しばしば極端な行動を取ってしまうのです。

大好きな母親のことを「嫌い」と言ったり、イタズラをして怒られてもつい繰り返してしまったり、チグハグな行動に出てしまいます。

そのとき、子どもは、あえて間違ったことをして、親のリアクションを観察したり、ルールを破るとどうなるかを知ることで、社会に馴染んでいくための「社交性」を学んでいるのです。

そうやって、社会のルールや人の感情を学びます。

しかし、成長のための失敗体験によって、ネガティブな「ハラ落ち体験」をしてしまうと、厄介な考え方のクセがついてしまうことがあります。

自分の感情と反対の行動をすることに慣れてしまい、**自分の感情に嘘をつくことがクセになる**ことがあるのです。

「ストレスの有無」で決めればいい

そもそも、人間が社会で生きるためには、感情に抗う瞬間が訪れます。

「今日は落ち込んでいるけど、明るく振る舞わなきゃいけない」
「本当は好きじゃないけど、仲良くしなきゃ気まずくなる」
「母親を安心させるために、あえて不安な気持ちを隠す」
「周りの人に合わせるために、他人の悪口を言ってしまった」……

そうやって、**自分の感情を押し殺す瞬間**が誰にでもあると思います。

それは処世術として、あなたが新しい脳を成長させて身につけた、人生を生き抜くための技術です。

「感情を押し殺したほうがラクなんだ」

そう思うことは、前項で述べたように、**応急処置として必要なこと**です。

その行動をとったことは、どうか自分で褒めてください。

「ストレスをしのぐことができた」と評価していいんです。


では、何が問題になるのでしょうか。

それは、感情を押し殺すことを続けてしまうことです。そうしてしまうと、ずっと無理をしている状態になり、逆にストレスが生じてしまうのです。

一時的にしのぐのではなく、それが慢性的な「生き方」になってしまうと、つらくなってきます。


精神医学的にも、**自分を押し殺したまま生きることは、想像以上に身体に悪い**ことがわかっています。

ストレスは人間の身体にも、さまざまな形で影響を与えます。

たとえば、「ストレスで胃潰瘍になった」「頭髪が薄くなった」という話は聞いたことがあると思います。

ジョンズ・ホプキンス大学の研究では、人間は慢性的なストレスによって、ストレスホルモンとも呼ばれる「コルチゾール」が身体の中で増えすぎてしまい、記憶力や洞察力が低下し、脳が萎縮してしまうことが明らかにされています。

さらに、コルチゾールが増え続けると、高血圧や心臓病、肥満、うつ病を引き起こしてしまうこともわかっています。

「我慢は体によくない」ということは当たり前のように言われます。

感情を押し殺す状態を「続けてしまう」ということは、やめるべきです。

感情を「一時的にコントロールすること」と「慢性的に押し殺してしまうこと」は別なのです。

その使い分けをハッキリと理解してください。

自分がとった行動に「罪悪感」があるのは、なぜか

世間的に十分に成功者と言われる人でも、メンヘラになるときはあります。

「インポスター症候群」という言葉を聞いたことがあるでしょうか。

「自分のことを詐欺師や偽物（インポスター）だと感じてしまう感覚」のことをそのように呼びます。

インポスター症候群は、マリッジブルーや五月病のように、メンタルヘルスが起こす問題のひとつなのです。

仕事で大成功をしても、

「たまたま運が良かっただけだから」

「周りに助けてもらっただけで自分の実力じゃない」

と、謙遜《けんそん》する場面がありますよね。

心の中では、「まあ、自分の実力もあるけどね」と、自分に自信を持っていれば何の問題もありません。

謙虚な性格はもちろんいいことですが、それも行きすぎると問題です。

中には、成功を受け入れられず、本心からネガティブな考え方が消えない人もいるのです。

罪悪感の構造とは

「インポスター症候群」は、自分を受け入れられない心理的な現象です。

たしかに、「宝くじで1億円当たった」ということを「自分の実力だ」と認められないことはあると思います。

しかし、自分が手がけた事業が時の運で大成功して1億円を得たなら、それは素直に「自分の実力だ」と思っていいと思うんですよね。

それに、宝くじの場合だって、「思い切って買ってみた」「当たる店を調べて買った」「買った後に祈願した」などの努力があるかもしれません。

あなたが行動を起こし、自分の判断で宝くじ券を買ったからこそ、当たったのです。

それにもかかわらず、自分の「行動」によって生じた「結果」を、どうしても実力とは受け入れられない。

「努力に対して得られた報酬が身に余る」

「こんな自分には割りに合わない」

と、「行動」と「結果」の間に生じてしまった大きなギャップを、なんとか埋めようと、

「自分が悪いことをしたからではないか？」
「成功しすぎていて、これから何かまずいことが起こる前兆では？」

と、ネガティブに考えてしまって、自分をマイナスな方向にハラ落ちさせてしまうのです。

脳は、納得のいかない現象が起こったとき、それがあまりにもギャップが大きいと感じると、なんとかして理由を導き出そうとする習性を持ちます。

それがたとえ、自分の人生にとってマイナスであったとしても、脳を安定状態にするために受け入れてしまうのです。

人は、自分に対しても、他人に対しても、うまくいきすぎていると、

「何かインチキしているのではないか？」

と感じてしまいます。

他人に対してなら軽い嫉妬もあるでしょうが、そん

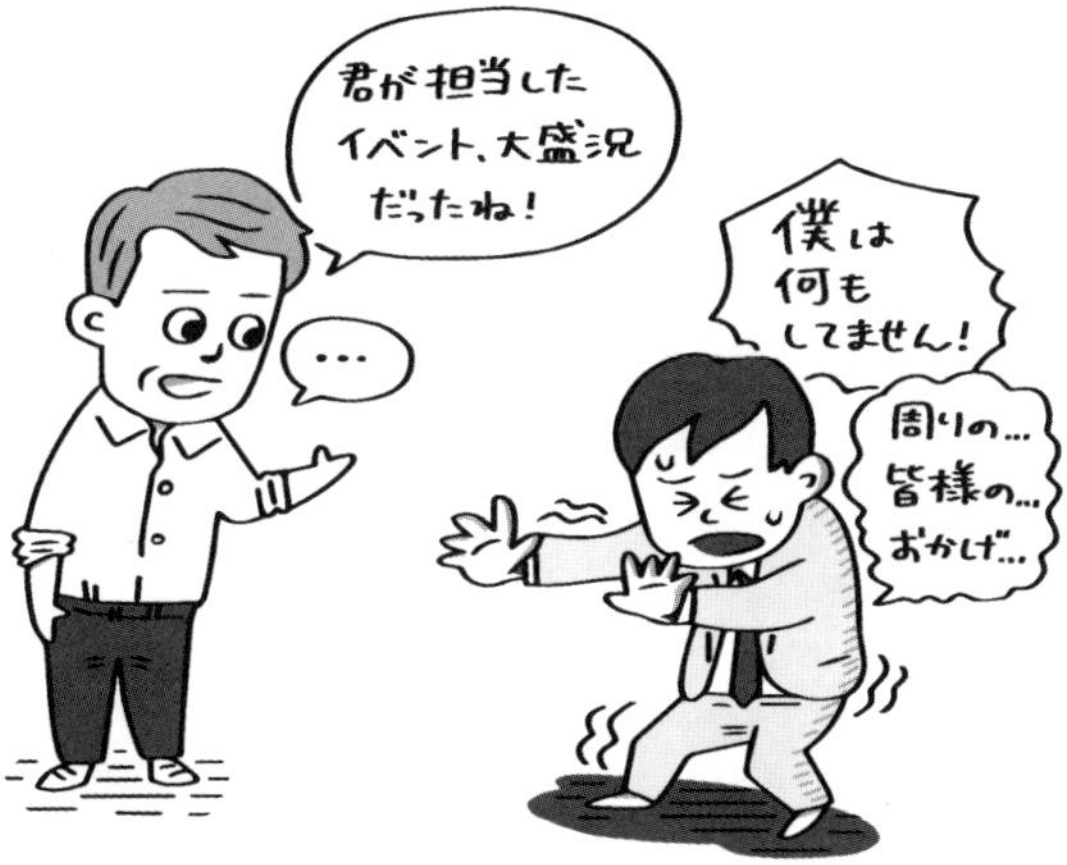

な気持ちが自分にまで向いてしまうと、生きづらさを生みます。
それがインポスター症候群の怖さなのです。

「後ろめたさ」を感じる人

ここで、昇進することを嫌がる会社員のナオさん（仮名）の話をしましょう。
ナオさんは、「目立ちたくない」「後ろめたい」という思いによって、

「自分が昇進すると妬まれるかもしれない」

という心理的な不安を抱えていました。
彼女は過去のトラウマとして、

「自分だけが志望校に受かって、親友から妬まれた」
「顔がいいからって調子に乗るなとイジメられた」
「部活で頑張っていたら、後輩の指導をさせられて負担が増えた」

という経験がありました。それらが影響して、

「目立たないようにすること。

変わらないようにすることがラクなんだ！」

と、ネガティブなハラ落ちする体験をしてしまっていたのです。

すると、成功することそのものへの「羞恥心」や「恐怖心」が芽生えてしまいました。

日々、ネットを見ているだけでも、そのクセを強化させてしまいました。

なぜなら、ＳＮＳでは、成功している人や有名人ほど、悪口を言われているからです。

「あいつはインチキだ」

「あんなの誰でもできる」

「世間が騒ぐほどかわいくない」……

そんな誹謗中傷を見ることで、ナオさんは自分のインポスター症候群をさらに強めてしまうのです。

その結果、ナオさんは昇進の内示を拒否してしまい、徐々に仕事へのモチベーションを失っていきました。

他人の悪口を、自分が言われているように感じる人は多いはずです。

その一方で、自分の実力を自分で認められる人は、他人の誹謗中傷を受け流すことができます。

自分で自分の成功を承認してあげることは、とても大事なことなのです。

ちなみに、２０１７年におこなわれた女性活躍推進研究プロジェクトの調査によれば、「ビジネスで成功した女性は妬みを買いやすいと感じているかどうか」という質問に、２２％の女性が「あてはまる」「ややあてはまる」と回答しました。

それほど大きな数字に見えないかもしれませんが、男性の７％と比較すると、３倍もの差があるのです。

男性が感じている以上に、女性は昇進や成功に苦手意識があるのです。

かくいう私自身も、もしかしたら自分がインポスター症候群ではないかと感じることがあります。

医学部の受験勉強を頑張って医療の現場に従事してきました。

多くの患者さまが治癒する現場に立ち会え、感謝をいただいたこともありました。

ですが、それほど精力的に働いているときでさえ、心のどこかで「自分はちゃんと医師として働けているだろうか？」と自責する気持ちがあります。

頑張っても、頑張っても自分を認めてあげられない。

自分で自分を褒められないと、たとえ周りの人から感謝をされても、どうしても「本当かな？」と受け入れられないときがあります。

そういうとき、私も時間をかけてジンクスの魔法で「ハラ落ちする体験」を起こすようにしています。

どれだけつらくても、考え方で自分を変えることはできます。

「どんな小さなことでも、自分で自分を褒めてあげましょう」

というアドバイスは、言うは易く行うは難しですからね。

だから4章の最後に、もう一度、ジンクスの魔法でハラ落ちする体験を生み出す方法を繰り返しておきましょう。

さあ、ネガティブを書き換えよう

人間が考え方をあらためたり、変えたりするのは、
「このままではいけない！」
「めんどくさい自分を変えたい！」
と、理性的な自分が問題を自覚したときです。

本書によって、もうあなたは、
「頭んなかがメンヘラになっている！」
という気づきをすることができます。

ネガティブな感情の自分に悩まされているのなら、理性的な自分でジンクスをつくり、「ハラ落ちする体験」を起こして、書き換えてしまえばいいのです。

そして、いいジンクスかどうかは、「前向きで人に言えるかどうか」がポイントなのでしたね。

足に刺さったトゲが歩くたびに痛むように、人間のネガティブな考え方のクセは「自動思考」として思考するたびに無意識に生じます。

そんなトゲを抜いて、前向きなジンクスをつくっていく。

そのためには、

「認知」↓「感情」↓「行動」↓「廻転」

という、4つが必要なのでした。
それをステップに落とし込んだのが、

- ステップ1　自分の理想をイメージする
- ステップ2　感情を数字で観察する
- ステップ3　ジンクスの魔法を作ってみる
- ステップ4　失敗しても繰り返す

という流れです。
2章で紹介したこのステップを、あなたの頑固なネガティブを書き換える方法として、事例をあげておさらいしましょう。

「ヘリコプターペアレント」の影響

シンジさん（仮名）は、親からの厳しすぎるしつけを受けて育ちました。

それにより、「自分は指示待ち人間になってしまった」と語ります。

過保護すぎたり、しつけが厳しすぎる環境に育つことは、いい子に育つように見える半面、「自主性が育たない」ということにもつながります。

最新の研究では、親が子どもに与えるしつけや教育の影響は、それほど大きいものではないことがわかっています。

とはいえ、家庭や養育環境が、その後の人生に悪い影響を与える可能性はあります。

というのも、「食事のときはテレビを見ない」というような家庭のルールを、大人になっても続ける人は多いからです。

そんな家庭のルールが、あまりに社会のルールとギャップがあると、将来的に子どもの人生観や、価値観にまで影響を与えるそうです。

アメリカでは過保護すぎる親のことを「ヘリコプターペアレント」と呼びます。

子どもの周囲をヘリコプターのように飛び回って世話を焼き、交友関係にまで口を出す。

日本では、「過保護系の毒親」と言ったほうがわかりやすいかもしれませんね。

ヘリコプターペアレントに育てられた子は、将来的に「燃え尽き症候群」になりやすいということが、フロリダ州立大学らの研究によって明らかになっています。

燃え尽き症候群というと、ストレスフルな環境で働く人が、急にうつ病っぽくなるような症候群として知られています。

しかし、先ほどの研究では、過保護すぎる環境で育った子どもは、勉強や受験でのストレスに耐えきれないと言います。

シンジさんは、幼少の頃から「失敗体験」をしてこなかったと語ります。

「受験はもちろん、部活の大会やコンサートなど、チャレンジする前には入念なリハーサルをしました。もちろん、親に言われるがままです。そして、もし失敗しそうなときは、『諦める』という選択をとることもありました」

シンジさんの母親は、受験では「A判定」の学校しか受けさせませんでした。

幼少の頃から練習していたピアノも、中学2年生のときにコンサートに出る前に、「まだ本番には早すぎるし、あなたには向いていない」

ということを決めつけて、辞めさせてしまいました。

これらは、母親がシンジさんのことを思って、「失敗したらかわいそう」と心配しすぎてしまうことが原因でした。

たしかに、自分の子が失敗して落ち込んでいるところは見たくないのでしょう。

しかし、そこから逃げさせてしまうことは、やるべきではありません。

大事なことは、「もし失敗しても立ち直れる」ということを教えることなのです。


大人の世界を見渡してください。

「あのとき失敗して、本当に大変だったんだよね〜」

と語る人ほど、意外とタフな性格だったりします。

それは、子どもの頃からのチャレンジや失敗、それを乗り越える体験をしてこれたかどうかが影響しているのです。

- ピアノの発表会で失敗した
- 友達づくりに失敗した
- 受験に失敗した　…

シンジさんの母親は、「ヘリコプターペアレント」のように、それらの貴重な「失敗体験」を奪ってしまいました。

親の視点で、子どもが間違った方向に進もうとするのを、良かれと思って止めてしまうのです。その結果、彼は受験や仕事など、ストレスに立ち向かう方法を自力で対処する方法を学べませんでした。

そうして、「指示待ち人間」と呼ばれたり、すぐに諦めてしまう考え方のクセがついてしまうのです。

ヘリコプターペアレントはよく、こんなことを言います。

「私の言った通りにしてよかったでしょう？」

たしかに、人生経験も豊富な大人である親に任せておけば、子どもがやるよりもうまくいくかもしれません。

しかし、どんな人生の選択も親に任せるクセがついてしまうと、**「大事なことは親に決めてもらえばいい」**という、ハラ落ちする体験になってしまうのです。

その結果、自立心を失ってしまったまま社会に出ることになります。

シンジさんは、上司から、

「あなたの世代は、自分で仕事を探そうとしないですよね？」

と言われたことがショックで、「このままではいけない！」と思うに至ったと言います。

さて、「指示待ち人間」を自覚するシンジさんは、無事に自分を変えられるのでしょうか。

「羞恥心」を乗り越えるための魔法とは？

結論から言うと、「指示待ち人間である」と自覚した時点で、そこから時間はかかりながらも徐々に自分を変えることが可能です。


自分で気づくことが何より重要です。

ここで大切なのは、すぐに何かを変えるのではなく、

「どうして指示待ち人間と言われるんだろう？」

と一度立ち止まって自分を見つめることです。

その上で、「なんとかしたい！」と、「理性的な自分」が自分のネガティブな性格を見つめられた時点で、人は変わり始めるのです。

シンジさんは、４つのステップに合わせて克服していきました。

● ① 自分の理想をイメージする

シンジさんには、まずは「理想の自分」を想像してもらいました。

「仕事で自分からアイデアを提案し、それが認められる自分になりたい」

そんな妄想をしてもらいました。

② 感情を数字で観察する

それではなぜ、アイデアを提案することが今までできなかったのでしょう。

そこで、どうして自分が動けないのかを一日の数字によって振り返ってもらいました。

上司に話しかけないといけないとき、

「30分以上、頭のなかでシミュレーションをしてしまっている」

ということに気づきました。

自分が言ったことが「恥ずかしい」のではないかと思ったり、「怒られたくない」と怖がっていたのです。

人は、羞恥心や恐怖心を感じたとき、行動ができなくなってしまいます。

さらに、一日を振り返っていき、どの時間帯なら話しかけやすいかを考えます。

結果としては、朝や夕方を避けて、昼食後の休憩時間であれば、比較的スムーズに話していることに気づきました。

③ ジンクスの魔法を作ってみる

ランチの後の休憩時間なら話しかけやすい。そのことに気づくことができたシンジさんには、さらに楽しくて続けたくなるようなジンクスを考えてもらいました。

その結果、

「ランチ後、テンションの上がる曲を1曲だけ聴いてから話しかけると、仕事がうまくいく」

というジンクスを取り入れて、上司に話しかけるときの羞恥心や、恐怖心というハードルを下げることにしました。

● ④　失敗しても繰り返してみる

そんなジンクスによって、彼のほうから上司に話しかける機会が増えました。

音楽を聴いてテンションを上げてから話すことで、上司からの見え方も変わってきます。

ときには、「いま忙しいから」と、面倒がられることもあったかもしれません。

ただ、失敗しても繰り返せることが、ジンクスの強みです。

もう一度、タイミングを見て、音楽を聴き直してから話しかけてみればいいのです。

そうすることで、いつしか「自分からアイデアを提案できる社員」になることができ、やがてそのアイデアが採用されることがありました。

ここまでくれば、もう大丈夫です。１つのハラ落ちする体験が、理想の自分へと変えていってくれたのです。

こうしてシンジさんは、自分が納得するジンクスを作ることによって、羞恥心や恐怖心に立ち向かうことができました。

そして、自分だけでなく周囲の評価まで変えるに至ったのです。

ここまで読んでも、

「そんなに簡単に変わるはずがない」

と思う人も、当然いると思います。

「そんなのあくまで理想論でしょ」

と思う人もいるでしょう。


しかし、本書に登場するエピソードは、すべて実話が元になってます。

人間の「思い込み」が人生に与える影響力は、本当にすさまじいのです。


あなたが今、トラウマだと思っていることでさえも、絶対に苦手で修復不能だと思って避けている人間関係でさえも、

「ハラ落ちする体験で書き換えることが可能なんだ」

と思い込むことです。

それができた人から、自分を変えることができるのです。

第5章

これからもメンタルを「ずっと安定させる」ための知恵

これからもメンタルが「ずっと安定」するために

ここまで本書を読んだあなたなら、

「私にはメンヘラになる瞬間があるかもしれない。
だけど、それはいいことでもある」

と、受け止めることができるのではないでしょうか。

自分のネガティブな一面を客観的に受け入れ、これも自分の可能性の一部なんだと「受容」できたなら、人生を変えるほどの「感動体験」が得られるのです。

そんな方法を、２章では限りなく再現しやすいように噛み砕いてお伝えしました。
さらにその方法に納得感を得てもらうために、３〜４章では体験談やプラスアルファの知恵を説明しました。

ここまでの内容は、ぜひあなたの習慣として取り入れてみてください。
そして、一人でも多くの読者に「ハラ落ち体験」をしてほしいのです。
ただ、そのモチベーションを維持し続けることは大変かもしれません。
というのも、人のメンタルは、どんなにタフそうな人でも崩れることがあるからです。

どんな人でも、いいことがあれば嬉しいし、悪いことがあれば悲しい。

それは、未来永劫、変わることはありません。

そして、悲しいことが続いてしまうと、本書のアドバイスなんて忘れ去ってしまい、すぐに思い出すことはできなくなるかもしれません。

本で伝えられることには、限界があるからです。

本を閉じて一瞬だけモチベーションが上がっても、日常生活を送るうちに「元に戻る」ということもあると思います。


では、どうすれば、メンタルを安定させることができるのでしょうか。

本書の最後の章では、その課題と向き合ってみたいと思います。

ストレス対処を「テコの原理」として考えよう

メンタルをこれからもずっと安定させるために、私が考えたことは、

「イメージを強く持ってもらい、いつでも思い出せるようにする」

ということです。

それが、この本ができる最大限のことです。

そこで、イラストを用いて、「メンタルとストレス」の関係性を説明していきましょう。

メンタルが安定している状態というのは、

「自分を自分でコントロールできている状態」

と言い換えられます。

精神的な意味だけでなく、身体的にも社会的にも、自由に自分をコントロールできる状態のことです。


「嫌なことがあっても、自分で気持ちをコントロールして、いい方向に自分を導ける」

「大変な仕事でも、自分の能力をコントロールして、いい結果が出せる」

そんな自分でいられると、メンタルは安定していると考えられます。


しかし、ストレスに対処できないときは、どうすることもできない状態です。

下の図のように、コントロールできないのです。心が不安定なとき、人はストレスに耐えられなくなっています。

そんなストレスに対処するためには、無理をして力を入れることが必要なのではありません。

ここで必要なのは、テコになる「支点」の存在です。

2章で述べた「自動思考」は、この支点の役割を果たします。

次ページの図のように、テコの原理を使って、ストレスをスムーズに上げ下げしてコントロールできている状態をイメージしてください。

ストレスが大きすぎるとそもそも持ち上がらないですし、本人の力が弱まっていると小さなストレスでも持ち上がりません。

そんなストレスと力の関係が安定して、バランスが

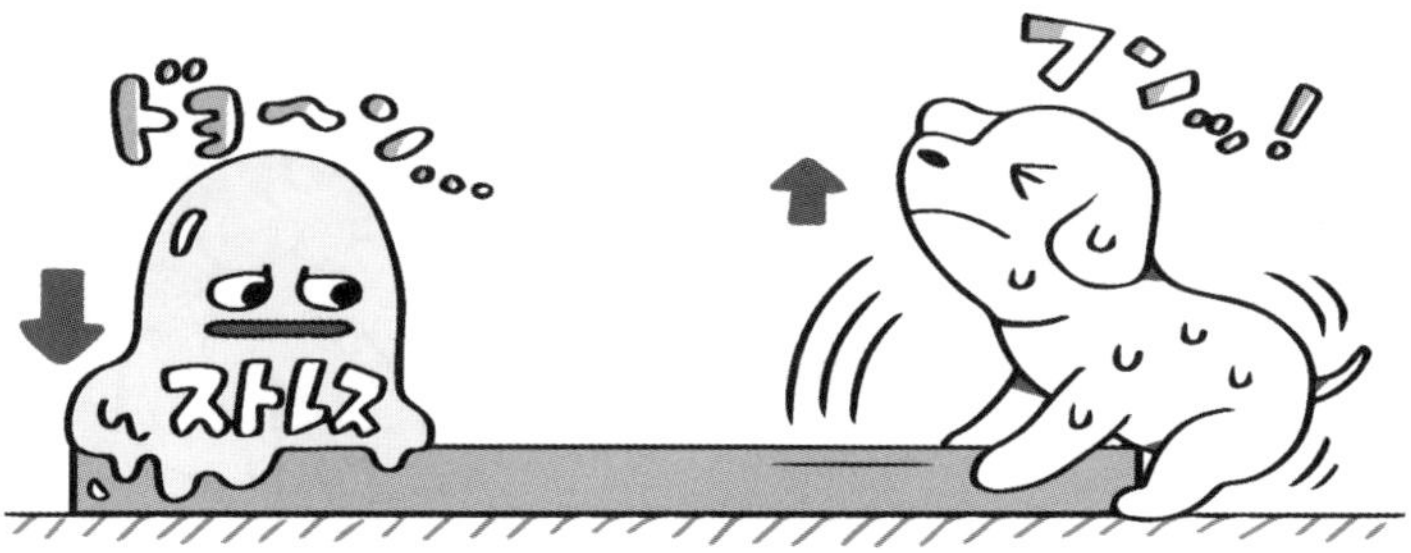

取れている状態のことを、ここでは「メンタルが安定している」とします。

この図をもとに、メンタルを落ち着ける方法を説明していきましょう。

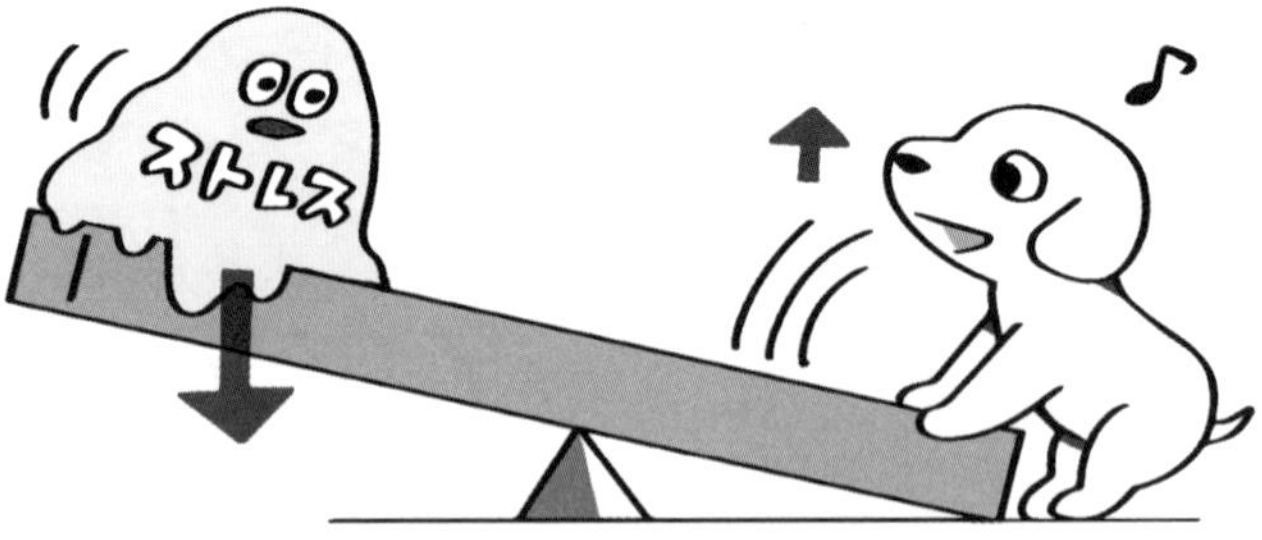

メンタルを安定させる3つのアプローチ

さて、メンタルを安定させるイメージをつかめたら、ここで少し簡単な物理の原則について学んでいきましょう。

物理学と聞くと引いてしまうかもしれませんが、ここで扱いたいのは「心の物理学」です。

あくまでメンタルという、ふわっとした概念をイメージしやすくしているだけなので、なんとなくわかった気がする程度にとらえてもらえれば大成功です。

先ほどのテコの図でいえば、関わる力は3つしかありません。

それは、「力点」「支点」「作用点」の3つです。

人のメンタルは、この3つのみで構成されていると考えると、アプローチはシンプルになるでしょう。

メンタルを安定させるためのアプローチは、

- 「力点（心の力）」を強くする
- 「支点（自動思考）」を変える

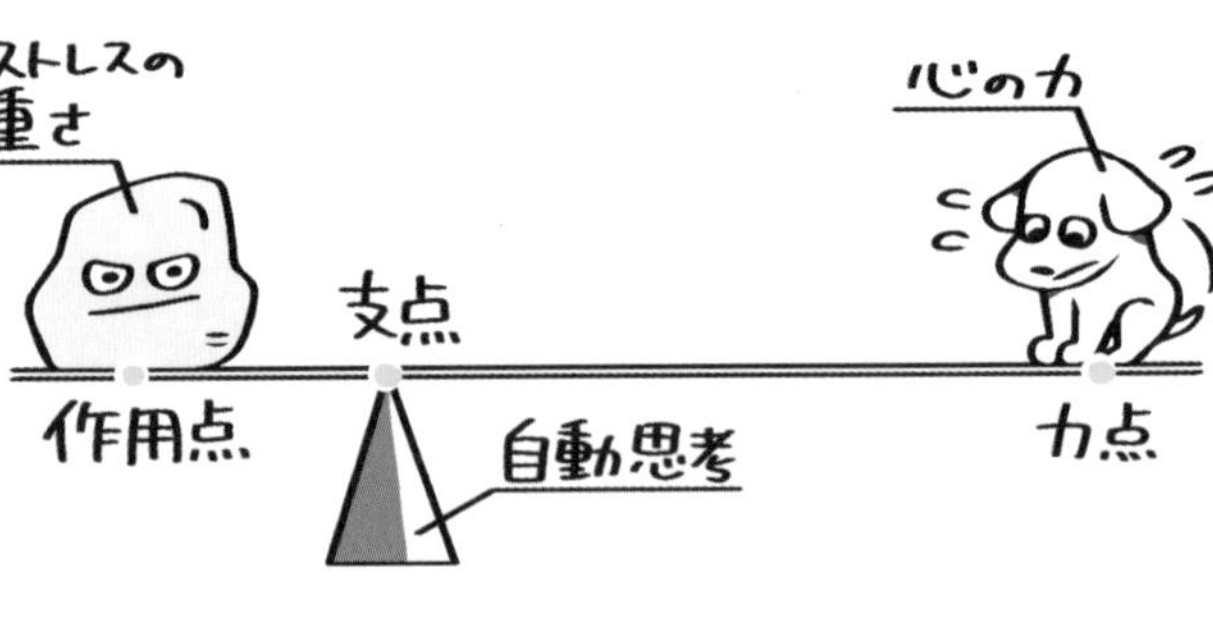

●「作用点（ストレスの重さ）」を弱くする

という3つです。

メンタルが安定している状態は、この3つの方法を駆使してストレスの上げ下げをスムーズにおこなえている状態です。

逆に、メンタルが安定していないときには、この3つのうちのどれかに問題が生じているのです。

心は強くなるものなのか？

重たいストレスを簡単に持ち上げられるようになるには、

「もっと大きな力を入れればいい」

というのは、すぐに思いつくことでしょう。

しかし、「だから、心の筋トレが必要なのか」と、安易に考えてしまうのは早計です。

そこでは、2つの事実を見落としています。

●「一人の人間には限界がある」という事実

●「力には必ずそれに反する力が生まれる」という事実

どんなに心が強くても、自分より重いストレスがかかったらテコは持ち上げられません。

さらに、力点にかかる力が強ければ強いほど、その反動も大きくなります。

たとえば、メンタルの強い人が、大きな力でストレスを吹き飛ばせたとしましょう。

しかし、そのぶんの負荷は必ず跳ね返ってきます。

あなたの周りでも、**「メンタルが強そうなのに、頑張りすぎた反動で倒れてしまう」**というような人がいないでしょうか。

メンタルのことというのは、見た目ではわからないものです。

だからこそ、メンタルが「強い・弱い」という考えはいったん捨てて、

「誰でも心が折れることがあるんだ」

というように考えておいたほうがいいのです。

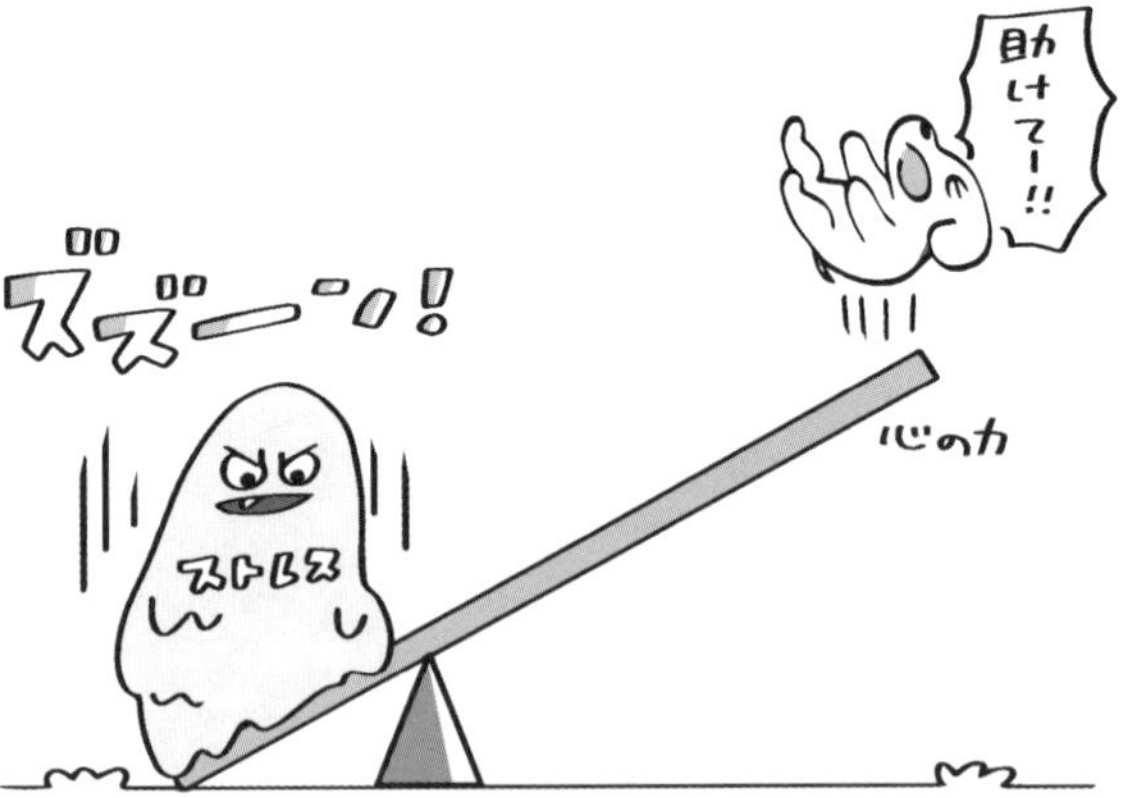

「力点」を強くするには、より強い力を込めればいいという単純な話ではありません。

メンタルを安定させるには、「力を出したいときには出す」「力を抜きたいときには抜ける」という、適度な力でラクにコントロールできるバランスが大切なのです。

それでは、どうすれば、「力点」にかかる力をコントロールできるのでしょうか。

答えは簡単です。

「誰かと支え合う」という方法があります。

こうすれば、適度な力で「力点」に力を入れられますし、疲れたときには力を抜くこともできます。

とても単純な話に見えますが、メンタルを安定させるには、一緒に力を込めてくれたり、寄り添ってくれる相手をつくることが効果的だと覚えておきましょう。

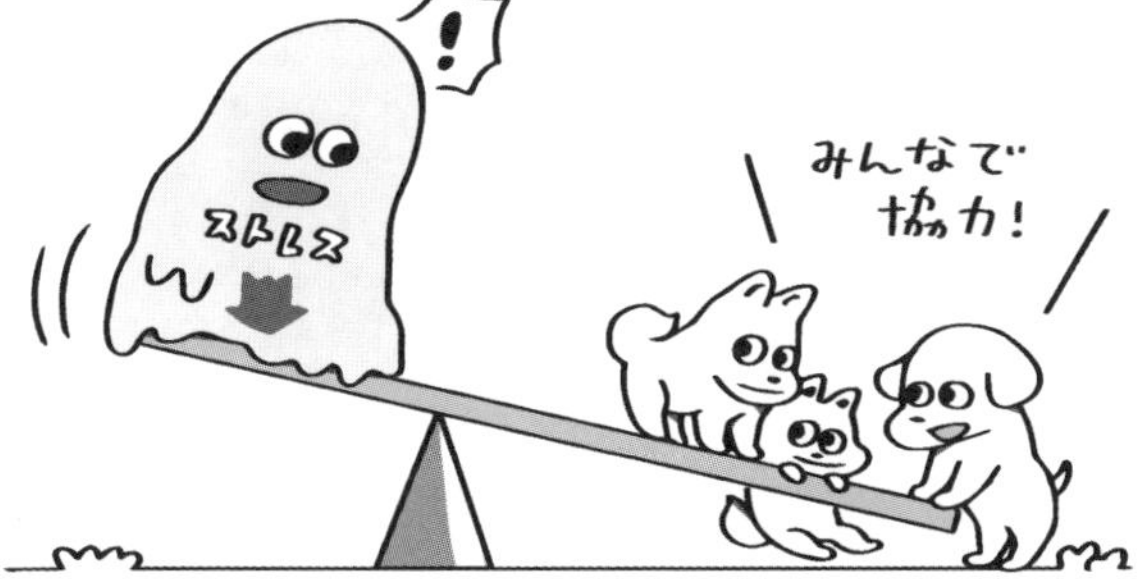

「力点」を支えてくれる
パートナーの存在

前項では、寄り添ってくれるパートナーがメンタルの安定をもたらすのだと述べました。

それだけを見ると、「じゃあ、結婚すればいいのか?」と思ったかもしれません。

ただ、現実的には、結婚という制度そのものは、メンタルの安定とはまったく関係がないということが精神医学的にわかっています。


もちろん、いい相手に恵まれたら、健やかな日々を送れるでしょう。

しかし、「結婚したせいでメンタルが安定しなくなった人」というのも、あなたの周りですぐに思いつくのではないでしょうか。


つまり、パートナーというのは、結婚制度だけのことではないのです。

充実して幸せな独身生活を送る人はいます。

逆に、結婚しているのに孤独を感じて不幸せな生活を送る人もいます。

じつは、むしろ独身でいる人のほうが、家族や友人、仕事の同僚らとのつながりが強く、孤独を感じにくいことが研究によって明らかになっています。

そして、結婚生活が長い人ほど、パートナーや子どものことを優先させるため、友達が少なくなり、仕事の人間関係も希薄になる傾向があるのです。

「結婚して変わっちゃった」「こんなはずじゃなかった」という不幸な結婚生活になってしまったら、それは自分のメンタルを安定させることにはなりえません。

メンタルの安定のためには、結婚という制度にとらわれず、独身であろうが結婚していようが、「力点」に一緒に力を入れたり支えてくれるパートナーが必要なのです。

パートナーに「必要な要素」とは？

「孤独」は人間にとって、肥満やタバコのように害があることがさまざまな研究によって明らかになっています。

「孤独」を感じている人ほど、人生に意義が見出せなくなったり、病気になりやすく、体に悪い影響を受けていると言われています。

そんな「孤独」を感じさせず、支えてくれるのが本当のパートナーです。

本当のパートナーを見つけるためには、３つのポイントが大切です。

- 物理的な距離が近いか、気軽に会いに行けるか？（近接性）
- 価値観や考え方が近いか、話題に困らないか？（類似性）
- 実際に会う回数が多いか、何度も会っているか？（繰り返し）

という３つです。

この３つがないと、「力点」を一緒に支える力も弱まってしまうのです。

「近接性」とは、要するに「距離」が近いということです。

人は物理的に近く感じる人ほど、親近感を感じるようにできています。

実家に久しく帰らなくなると、たとえ両親であったとしても「あれ、こんな感じだったたっけ？」という違和感が生まれます。

遠距離恋愛のカップルも、距離が遠くなるほど破局しやすくなります。

学校を卒業すると、仲が良かった友達との関係も希薄になり、話も合わなくなっていきます。


「類似性」とは、価値観や好きなものなど、「感性」が近いかどうかです。

一緒にいて疲れないか、違和感を感じないかなどが大事です。

よく知らない人同士だと、関係を深めるのにも苦労して、話題にも困り、沈黙が生まれてしまいますよね。

たとえ勢いで結婚をしても、あまりに感性が違いすぎると、衝突が増えたり、一緒にいることにストレスを感じるようになってしまいます。


「繰り返し」とは、会う「回数」が多いかどうかということです。

人はたくさん会えば会うほど、親近感を抱くようにできています。

テレビのＣＭなどで繰り返し同じ商品を見ていると、無意識にその商品への親近感が生まれ、信頼感が高まります。

同じように、職場や学校で何度も会うと、気づかないうちに親近感が生まれ、愛情へと発展しやすくなるのです。

「繰り返し」には物理的な距離は関係せず、ＳＮＳのつながりなどでも、親近感を覚えます。

職場でまったく話さない人より、ＳＮＳで「いいね」を押してくれる人のほうがストレスを和らげてくれますよね。

ただし、「繰り返し」には、好きな人はより好きに、嫌いな人はより嫌いになるという効果があります。よって、「近接性」と「類似性」が揃った上で、さらに「繰り返し」をおこなうことが大事なのです。

これら3つをクリアして、自分に「合う」と直感的に感じられる相手が、あなたの孤独感をなくしてくれる、理想的なパートナーです。

そのパートナーは、もちろん異性に限りません。両親や兄弟姉妹などの家族、同性の相手、飼っているペットなど、孤独感を消してくれる存在であれば、「力点」を支えてくれます。

理想的なパートナーとの出会い方

それでは、理想的なパートナーに出会うには、どうすればいいのでしょうか。

精神科医として、さまざまな人を見てきましたが、共通するのは、

「同じような趣味同士の人とつながる」

ということです。

コミケに集まるオタクの人たちも、性格は社交的な陽キャの人ばかりではありませんよね。

むしろ普段はあまりしゃべらず、友達付き合いは消極的な人が多い印象です。

それにもかかわらず、イベントなどで「好き」が同じ人同士で集まると、会話が弾んだり、仲良くなれたりします。

「類似性」を満たせる場所に行くことで、出会いは生まれやすくなります。

あとはそこから、「近接性」「繰り返し」を満たせる人と出会えばいいのです。

恋愛においても、マッチングアプリが主流になりました。

そこでもやることは同じです。

自分と同じ「好き」が共通点としてあること。その後、実際に会ってみて相性をみるとい

う順番です。

ここで大切なのは、

「自分にはパートナーなんて『絶対に』できない」

と、ネガティブな思い込みをしていないかどうかに気づくことです。

それが年齢的な理由だったり、過去のトラウマによるものであれば、本書のここまでの内容を実践して乗り越えてください。

人は、過去の出来事を変えることはできませんが、「苦手意識」はこれからの考え方次第で変えることができるからです。

かくいう私自身も、それほど友達が多いほうではありません。

むしろ、いい思いをしなかった交友関係のほうが多いかもしれません。

しかし、それでも新たな出会いを拒絶することはしません。

世界中の人間すべてと仲良くなれる人なんていません。人と人は、必ず相性があります。

だったら、あなたを支えてくれるパートナーも、どこかにいるはずなのです。

それを信じて、自分一人でストレスに対処し続けようと考えないことです。

「支点」をどうやって動かせばいいのか

メンタルを安定させるためには、２５６ページの「力点」「支点」「作用点」を考えるのでした。

前項までは、「力点」の話でしたが、ここからは「支点」についてです。


ここでひとつ、物理の問題です。

下の図では、どちらのほうがストレスを持ち上げるのが簡単でしょうか。

見るべきポイントは、「支点の位置」です。

上側のほうは「支点」がストレスに近く、下側は「支点」がストレスから遠いところに位置していますね。

「支点の位置」によって、「力点」にかかる力の大きさは変化するのです。

実際に机にあるもので試してみるとわかりますが、上側の図のほうがストレスは簡単に持ち上がります。

つまり、このほうがメンタルは安定します。

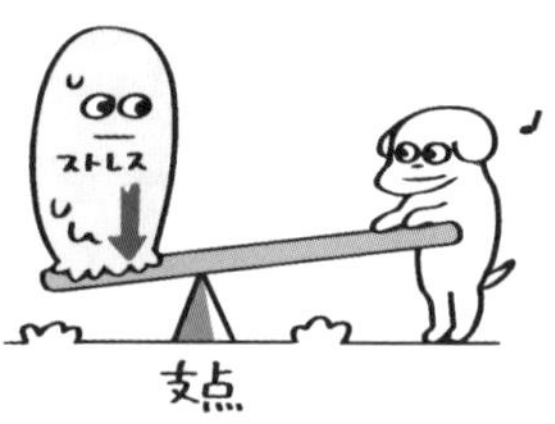

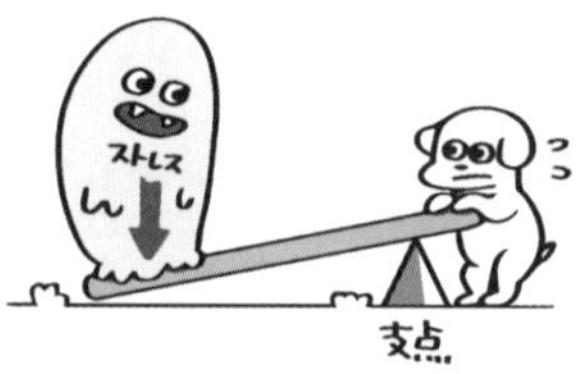

このように、「支点の位置」をズラすことによって、同じ力でも作用する力の大きさは変化します。

ここでおさらいですが、「支点」というのは、「**自動思考**」のことでしたね。

ある出来事が起こり、それに対して恐怖や不安などの感情が無意識に起こってしまうことが「自動思考」でした。

その「位置」をズラすことによって、影響力を弱めることができるのです。

人をもっとも悩ませるストレスの原因は、「人間関係」と言われています。

パワハラをしてくる上司と毎日顔を合わせていると、もちろんメンタルは安定しません。

同様に、クラスでイジめてくる子と部活で一緒になると、それだけで胃が痛くなるでしょう。

そんな恐怖や不安は、ストレスとの距離によってコントロールすることができます。

パワハラ上司に悩まされる状況でも、部署や担当を変えてもらうことでストレスは軽減できます。イジメも転校やクラス替えによって距離が離れると、おさまります。

自動思考は、環境を変えることによってコントロールすることができます。

「支点（自動思考）」の影響力を変化させるには、環境を変化させるのがもっとも手っ取り早くて有効です。

「適応障害」という病名を聞いたことがあるでしょうか。

それは、ストレスによって、抑うつ気分や無気力、不眠などの症状を引き起こす精神疾患のことで、「環境の変化などによって発症しやすくなる」とされています。

キッカケとなる環境の変化は人によってさまざまです。

引っ越し、転職・異動、入学・転校・クラス替え、離婚などのネガティブな原因によって発症するケースが多い一方で、結婚や子どもの誕生、昇進など、ポジティブな環境の変化によっても引き起こされることがわかっています。

そんな適応障害は、自動思考によって無意識に起こる感情に疲弊してしまうことが病気の大きな要因と考えられています。

そのため、環境を調整して、恐怖や不安を感じるものから離れることが、もっとも有効な治療と言えるのです。

ここでは適応障害を例にしましたが、「メンタルを安定させるために自動思考をコントロールする」ということにも同じことが言えます。

「あなたの価値」は環境で変わる

人は誰しも、何かしら自分が生きていることに意味を見出そうとするものです。

「社会の中で誰かの役に立つ」「家族を養う」「世界を守る」など、たいそうな生きる意味を見出そうとするかもしれません。


しかし、ここで覚えておいてほしいのは、**社会に不可欠な「絶対的な価値」を持つ人間なんて存在しない**ということです。


たとえば、日本の総理大臣はどうでしょう。

総理大臣でさえも、任期が過ぎれば、またすぐに別の人が就任してしまいます。社会的にみた「絶対的な価値」なんてものは、その程度のものです。

私も含めて、人はみんな平等に、社会にとってみれば「価値のない存在」とも言えるのです。


人はみんな平等に「絶対的な価値を持たない」という話は、じつは希望です。

日本では水道水の価値に気づきにくいですが、山の頂上や砂漠のど真ん中では、高い価値を持ちます。

それと同じで、「あなたを必要とする人」「あなたが必要とされる場所」で生きていくことで、あなただけの「相対的な価値」は生み出されるのです。

私たちは、社会が決める「絶対的な価値」ではなく、人としての「相対的な価値」を高めるように生きることで、メンタルを簡単に安定させることができます。

私は東京の精神科の救急病院で、忙しく働いていた時期がありました。

その頃は自信に溢れていて、「この病院にとって、自分はなくてはならない存在だ」と本気で思っていました。

しかし、そんなある日、忙しい日々のせいで体調を崩してしまい、倒れてしまったのです。

自己管理ができなかった自分を恥じましたし、治療中の患者さんに本当に申し訳ないと思いました。何より「自分がいなくなると病院は大変だろうな」と考えていました。

しかし、私がいなくなっても、病院は普通に機能していたし、患者さんは他の先生が治療を引き継ぎました。

高く見積もっていた自分の「絶対的な価値」なんて思い込みでしかなかったのです。

その後、私は地域医療へ関わるために、地方の無医村に異動することになりました。

都会の救急病院に比べると、地方の病院では患者さんの数も限られ、なかには一人も患者さんが来ない日もありました。

しかし、精神科の医師はその地域で私一人しかいなかったので、村の人たちから大いに歓迎してもらいました。

私は、心から充実した時間を感じることができたのです。

社会的に見て、私の「絶対的な価値」は、東京でも地方でも、おそらく変わっていません。

しかし、「相対的な価値」を感じてくれる人に囲まれたことで、自分が生きる意味を見出せる価値は、明らかに高まったような「気がした」のです。

人生を有意義に生きるためには、あなたの価値をきちんと認めてくれる人たちと一緒に過ごすことです。

では、あなたの価値を認めてくれる人はどこにいるのでしょうか。

友達や家族、ペットなどにとっては、あなたは替えの利かない「相対的な価値」の高い存在であるはずです。

「あなたが生きていることに価値がある」

そう考えてくれる人と一緒に過ごすことで、あなたのメンタルは、これからもずっと安定していくのです。

どうすれば「作用点」にかかる力を弱くできるか

ここで1つ、ストレスについての質問です。

「ストレスはゼロのほうがいい。『はい』か『いいえ』のどちらでしょう?」

そう聞かれると、「はい」と答えたくなるかもしれません。

しかし、ストレスは「やりがい」「生きがい」を生み出すものでもあります。

それらは、人間にとっての達成感や自信を生み出しますよね。

逆に、ストレスがまったくゼロということは、空虚感を生んでしまいます。

もし、家の中で一日中を過ごし、食料も何不自由なく与えられたらどうでしょう。

まったくストレスを感じない環境にい続けてしまうと、人は病んでしまうということがわかっています。

ストレスは栄養と同じで、ゼロでもダメだし、過剰に取りすぎてもダメなのです。

ストレスを「軽く」するアイデア

さて、ストレスを少なくするには2つの方法が考えられます。

1つ目は、「物理的にストレスを減らすこと」です。

ストレスは筋トレのダンベルのようなもので、いきなり100キロのダンベルを使っても持ち上がりません。

自分にとって「ちょうどいい重さ」にすることが大切です。

たとえば、同じ仕事でも「通勤時間にかかるストレスを減らすだけ」でも、ストレスが軽減されることがわかっています。

メルボルン大学の研究によれば、職場までの通勤時間が長い人ほど、体を壊しやすいことがわかっています。

また、ニュージーランドの金融サービス会社がおこなった実験では、給与を維持したまま週休2日制から週休3日制に切り替えると、生産性が約20％近く向上し、ストレスレベルも軽減されたそうです。

このように、仕事におけるストレスは、少なくする工夫がまだまだあるでしょう。

2つ目の方法は、「ストレスと反対の方向に作用させること」です。

図にすると、次ページのような感じです。

この図で言えば、心の重さは負のストレスによって生じていますが、心を軽くする「風船のような正のストレス」によって、打ち消されています。

テコがうまく働かなくて心が安定しなくても、「正のストレス」によって負担を減らすことができるのです。

それでは、「正のストレス」とは何でしょうか。

それは人によって異なるので、「正のストレス」と「負のストレス」を整理することが求められます。

ストレスとは、元々は外部から刺激を受けたときに生じる緊張状態のことを言います。

厳密にいうと、「生体に作用する外からの刺激（ストレッサー）に対して生じる生体の非特異的反応の総称」です。

つまり、刺激によって誘発された「反応」のことです。

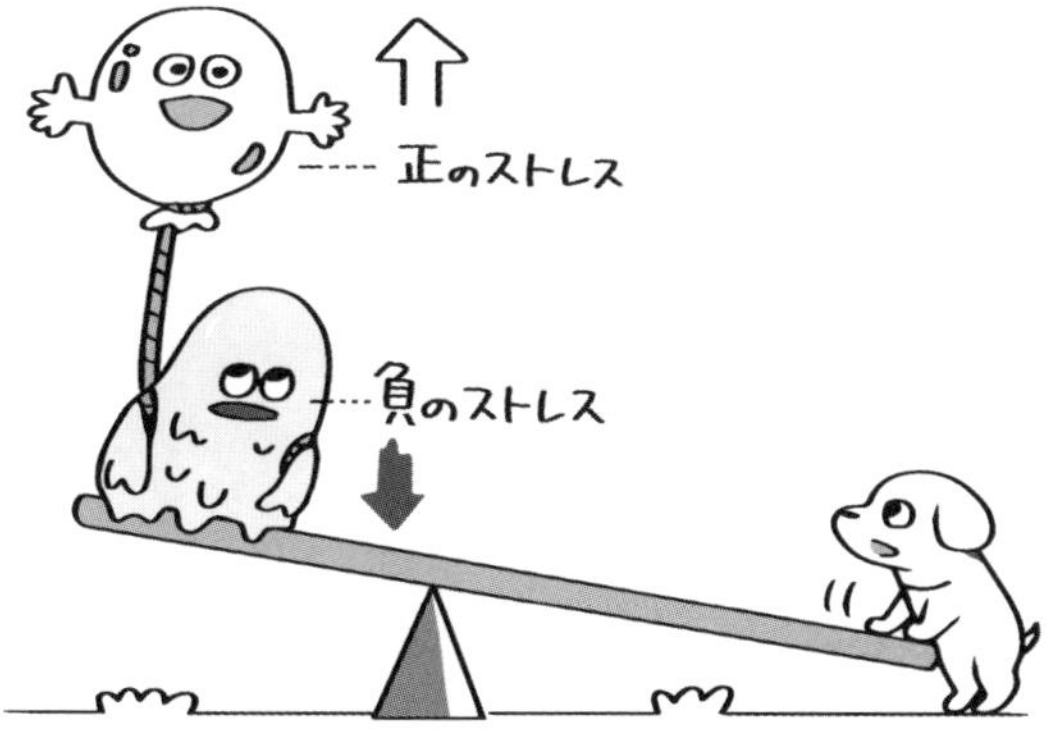

よってじつは「普段感じているありとあらゆる刺激」がストレスを生じさせているのです。

たとえば、「誕生日おめでとう」と言われると、嬉しさを感じると思います。

そんな「嬉しい」という反応もストレスですし、逆に上司から小言を言われて感じる「不快感」もストレスです。

ただ、人によっては、誕生日を祝われて「歳をとったことを知るからイヤだ！」と、不快に感じる人もいます。

そうやって、自分に合わせて何が正のストレスか負のストレスなのかを選りすぐることが大事なのです。

サウナやマラソンのような趣味は、最初は熱や疲れによってストレスを生み出すだけの行為です。

しかし、何度かそれを繰り返し、ストレスに打ち勝つことによって、「大きな達成感」を生み出します。

ここにストレス解放のヒントがあります。

決められた時間だけストレスを受け、そこから解放されて脳が目標を達成すると、「達成感」を感じます。

サウナもマラソンも、ストレスに耐えれば耐えるほど、後から快楽がおとずれます。

この快楽は、本書で何度もお伝えしている「ハラ落ちする体験」と同じ構造です。


人によって、ストレスの正負は異なります。

メンタルが弱っているときには、自分にとって「負のストレス」にしか目がいかなくなっているかもしれません。そういうときは、パートナーを頼ったり、ジンクスの魔法に取り組んでください。


ただ、その後、少しでもメンタルが安定しているときには、「正のストレス」を受け入れることが大事です。

それにより、メンタルをこれからもずっと安定させていくことができます。

メンタルが安定したタイミングに、

- 「運動をして疲れを受け止める」
- 「頭を使う趣味に取り組んでみる」
- 「刺激になる友達と会って話をする」
- 「人に感謝してもらえるボランティアをやってみる」

など、「正のストレス」を受け入れておくのです。

その体験があることで、この先のあなたのストレスは、軽減されます。

そして、これからのメンタルも安定させて保つことができるのです。

＊

さて、5章では、これからメンタルを安定させるための3つのアプローチについて述べました。

2～4章で述べた「ジンクスづくり」や「ハラ落ちする体験」をした後、メンタルをそのまま安定させるために、ぜひ取り組んでみてください。

そのために、ここまで説明してきた「テコの原理」のイメージを頭に焼き付けておいていただければと思います。

ここまで読んでくれたなら、きっと実践できるはずです。

そして、「自分も変われるかも？」と、思い込んでいるときがチャンスです。

さあ、「感情的な自分」とうまく付き合っていきましょう。

おわりに

ここまで読んでいただいたあなたに、最後に「幸せ」についての知恵をお伝えします。

「あなたにとっての『幸せ』って何ですか？」

いかがでしょうか。

日本では、こういった質問はスピリチュアルな感じがして嫌われがちかもしれません。

しかし、「あなたのメンタルの安定」と「幸せ」には大きな関係性があります。

なぜなら、ネガティブでメンヘラになりやすい特性の人は、じつは「幸せ」になりやすくもあるからです。その理由について、本書の最後に説明したいと思います。

人が感じる「幸せ」には、いろいろな種類があります。

たとえば、おいしいプリンを食べたとき、人は「おいしい！」と感じ、幸福感を持ちます。

食べ物やお酒、ギャンブルなどに関係する幸福感は、「即効性」があります。

しかしその半面、すぐに冷めやすい性質もあるのです。

一方で、好きな人と一緒に過ごしたり、公園や海辺をゆっくり歩いたりするなど、じわじわと感じられるような幸福感もあります。

このように、ゆっくり感じられる幸せこそが、メンタルの安定を生み出すのです。

とはいえ、「人の幸せのカタチは人それぞれ」です。

孤独でいることが好きで一人のときに幸せを感じる人もいれば、大勢で騒いでいるときに幸せを感じる人もいるでしょう。

そこで知ってもらいたいのが、全人類に当てはまる「幸せの法則性」です。

たとえば、「病気が治ると幸せになる」ということは、誰もが当てはまる幸せのカタチです。社会的な成功者も、罪を犯した犯罪者も、みな同じように病気になることがあります。

その自然のおきてに逆らうことはできません。

がんや脳出血などの重い病気だろうと、風邪などの軽い病気だろうと、病気は、人が感じる幸せを妨げます。

そして、そんな病気から回復して、普通の日常生活が戻ってきたとき、誰もが同じように「幸せ」を感じることでしょう。

あるいは、日本という国に住んでいて、「日本語が使えないと不幸になる」ということもあると思います。

日本語を使わずに日本社会で生きていくのは困難です。

仕事も見つかりにくいし、恋人や友人ができる場所も限られます。

そうすると、日本に生まれた私たちは、日本語を習うことができて、目には見えない幸せのカタチをすでに得ていると考えることもできますよね。

これらの幸せは目には見えません。

しかし、たしかに存在します。

病気にかかることは変えようがない「運命」ですが、減塩や減量など、正しい生活習慣を取り入れることで、糖尿病になりにくい人生を送ることはできます。

親や生まれた性別は変えられないように、私たちの人生の99％は「運命」として決められているかもしれません。

しかし、普遍的な幸せの法則性を取り入れていくことで、1％の「幸運」を呼び込むことができるようになります。

そして、そんな自分で変えられる1％の「幸運」を手に入れられるのは、ネガティブな思考を持つ人たち。つまり、たまにメンヘラになるようなときがある、あなたなのです。

私たちは、「つねにポジティブであるべきだ」とずっと言われてきました。
「幸せな人生はこうあるべきだ」「こういう人間になるべきだ」というように、社会や他人から押しつけられるものが幸せのカタチでした。

しかし、一人一人の人生や価値観が異なるように、押しつけられた幸せのカタチが、あなたにも当てはまるとは限りません。

一昔前までの、社会的なポジティブさは、昨今の社会では受け入れられなくなっています。

学歴や優良企業への就職、結婚や子育てなど、世間が求めるポジティブな幸福を追うのではなく、型にハマらず、たとえネガティブに思われても自分が感じる幸せを追える人。

そんな、「自分なりの幸せ」を感じている人は確実に増えています。

幸せの多様化によって、人がそれぞれ自分の「しっくりくる幸せ」を選ぶことができるようになっているのです。

メンヘラになるときがある人は、さまざまなものをネガティブにとらえることが得意です。そのぶん、普通の人が気づきにくい幸せにも、気づくことができます。

社会が求めてくるポジティブさの強要に流されず、「私は私でしかない」と、自分のやりたいこと、したいことを続けていくことこそが、人間が幸せになるための普遍的な法則なのです。

本書では、ジンクスづくりやハラ落ちの体験など、さまざまなアプローチを紹介しました。それらを使いこなしていただき、

「人は、自分の人生を自分でコントロールできていると幸せになれる」

ということを、ぜひあなたに体感してほしいと思っています。

人は不安になると、過去のトラウマに縛られたり、社会の常識に縛られすぎたりして、人生をコントロールしている実感を失っていきます。

だからこそ、感情的な自分を自覚し、コントロールの主導権を取り戻して、再び自分の人生を歩んでいけるようになることこそが、本書のゴールなのです。

「あなたにはメンヘラになってしまう瞬間がある。

しかし、それはあなたの可能性にもなり得る」

そのことを、ぜひ記憶に留めておいてください。

精神科医いっちー

参考文献

はじめに

（１）Nancy L. Segal and Yoon-Mi Hur (2022) “Personality traits, mental abilities and other individual differences: Monozygotic female twins raised apart in South Korea and the United States” *Personality and Individual Differences* vol.194 (2022).

（２）Cole, S.W., Hawkley, L.C., Arevalo, J.M. *et al.* “Social regulation of gene expression in human leukocytes” *Genome Biology* 8, R189 (2007).

（３）Barbara L. Fredrickson, Karen M. Grewen, Kimberly A. Coffey, Sara B. Algoe, Ann M. Firestine, Jesusa M. G. Arevalo, Jeffrey Ma, and Steven W. Cole “A functional genomic perspective on human well-being” *PNAS* 110 (33) (2013).

4章

（１）Justin B. Echouffo-Tcheugui, Sarah C. Conner, Jayandra J. Himali, Pauline Maillard, Charles S. DeCarli, Alexa S. Beiser, Ramachandran S. Vasan, and Sudha Seshadri “Circulating cortisol and cognitive and structural brain measures: The Framingham Heart Study” *Neurology* Nov 2018, 91 (21) e1961-e1970; DOI: 10.1212/WNL.0000000000006549

（２）出典：トーマツ イノベーション（現・ラーニングエージェンシー）×中原淳　女性活躍推進研究プロジェクト（２０１７）「女性の働くを科学する：本調査」（https://www.learningagency.co.jp/npro/2017/）

（３）出典：トーマツ イノベーション（現・ラーニングエージェンシー）×中原淳　女性活躍推進研究プロジェクト（２０１７）「女性の働くを科学する：追加調査」（https://www.learningagency.co.jp/npro/2017/）
（４）Hayley Love, Ross W. May, Ming Cui, and Frank D. Finncham "Helicopter Parenting, Self-Control, and School Burnout among Emerging Adults." *J Child Fam Stud* 29, 327–337 (2020). DOI: 10.1007/s10826-019-01560-z

5章

（１）Daniel Kahnemanand Angus Deaton, "High income improves evaluation of life but not emotional well-being" *PNAS* Sep 2010, 107 (38) 16489-16493; DOI: 10.1073/pnas.1011492107
（２）Liang Ma and Runing Ye "Does daily commuting behavior matter to employee productivity?" *Journal of Transport Geography* vol.76 (2019), p.130-141.

［著者］
精神科医いっちー
本名：一林大基（いちばやし・たいき）
世界初のバーチャル精神科医として活動する精神科医。
1987年生まれ。昭和大学附属烏山病院精神科救急病棟にて勤務、論文を多数執筆する。SNSで情報発信をおこないながら「質問箱」にて1万件を超える質問に答え、総フォロワー数は6万人を超える。「少し病んでいるけれど誰にも相談できない」という悩みをメインに、特にSNSをよく利用する多感な時期の10～20代の若者への情報発信と支援をおこなうことで、多くの反響を得ている。「AERA」などの取材に協力し、NHKの番組にも出演した。

頭んなか「メンヘラなとき」があります。
――精神科医が教える、「感情的な私」をうまく飼いならす方法

2023年11月28日　第１刷発行
2024年９月26日　第３刷発行

著　者――精神科医いっちー
発行所――ダイヤモンド社
〒150-8409　東京都渋谷区神宮前6-12-17
https://www.diamond.co.jp/
電話／03･5778･7233（編集）　03･5778･7240（販売）

ブックデザイン―山之口正和＋齋藤友貴（OKIKATA）
イラスト――ヤギワタル
本文ＤＴＰ―キャップス
校正――――LIBERO
製作進行――ダイヤモンド・グラフィック社
印刷／製本―三松堂
編集担当――種岡 健

©2023 Itchi Psychiatrist
ISBN 978-4-478-11438-4
落丁・乱丁本はお手数ですが小社営業局宛にお送りください。送料小社負担にてお取替えいたします。但し、古書店で購入されたものについてはお取替えできません。
無断転載・複製を禁ず
Printed in Japan

本書の感想募集
感想を投稿いただいた方には、抽選でダイヤモンド社のベストセラー書籍をプレゼント致します。▶

メルマガ無料登録
書籍をもっと楽しむための新刊・ウェブ記事・イベント・プレゼント情報をいち早くお届けします。▶